生き残るということ：えひめ丸沈没事故とトラウマケア

編　著

[illegible]　加藤　寛

星　和　書　店

Seiwa Shoten Publishers

2-5 Kamitakaido 1-Chome
Suginamiku Tokyo 168-0074, Japan

They Survived ... :
Psychiatric Care for Victims of *Ehime Maru* Sea Accident

by
Masaharu Maeda, M.D., Ph.D.
Hiroshi Kato, M.D., Ph.D.
et al.

えひめ丸沈没事故で、以下の方々がお亡くなりとなった。
心よりご冥福をお祈りする。

実 習 生：坂嶋富士山、寺田祐介、野本勝也、水口峻志
指導教官：中田　洋、牧澤　弘
乗 組 員：瀬川弘孝、西田　博、古谷利通

（敬称略、五十音順）

この悲しみのために、わたしの心は、まったく暗黒となり、何処を眺めても、目に見えるものは、ただ死のみであった。わたしにとって、故郷は苦悩となり、父の家は不可解な苦痛となり、わたしがかれとともにしたことはすべて、かれがいないために、おそろしい苦悩にかわった。わたしの目は、いたるところにかれを探し求めたが、かれは見えなかった。わたしはあらゆるものを憎んだ。

（「告白（聖アウグスティヌス）」より）

聖アウグスティヌス『告白 上巻』（服部英次郎訳）岩波書店、二〇〇六

序

——海を怖れず、海を愛し、海を拓け

宇和島水産高校の校訓

えひめ丸事故が起こったのは二〇〇一年の二月である。ハワイ沖で、米国原潜が日本の水産高校実習船に衝突するという未曾有の事故だった。四名の高校生、二名の教師、三名の乗組員が亡くなった。

本書は、この事故で生き残った人々の、その後を扱った本である。しかし本事故のように、多くの親しい人が亡くなった事故からかろうじて生還した人たちの物語は、なかなか描けるものではない。彼らはみな、ほんの些細な運命の違いから生き残った。彼らは、なぜ自分たちだけが生き残ったのか、その理由を考え続けた。しかし、どう考えても、その理由はわからない。彼らは自らの意思で生き残ったというよりも、むしろ生かされた、あるいは生き残ってしまったと感じていた。生還したことを喜ぶどころか、おめおめと生き残ってしまったと悔いてさえいた。

そしてまた長い間、そのような自らの苦悩を誰かに語ろうともしなかった。彼らは、自分た

ちの存在を忘れてほしいと望み、また自ら忘れたいと思っていたのである。このような、かろうじて生き残り、そのことで苦しんでいる人々を描くことは難しい。

その一方、この事故で生き残った人々に対して、精神的なケアを行おうとした人々もいた。しかし、今回に限ったことではないが、そのようなケアもまた困難を極めた。


いつの場合でも、死んだ人と生き残った人との境界はあまりにも厳然としている。それは残酷なほどである。同時に、生き残った人々と普通に生きている人々との差もまた厳然としている。それら両者の差は、渡ることができない大河のようである。生き残った人々は、なぜ生き残ってしまったのかと悔い、そして普通に生きている人々は、生き残った人々に対して、死ななくてよかったじゃないかとしか思えない。

すなわち、二つの大きな大河がある。一つは、死んだ人々と生き残った人々の間にある大河、もう一つは、生き残った人々と普通に生きている人々との間にある大河である。

換言すれば、生き残った人々には、自らの前後に二つの濁流が横たわっているのである。

本書では、生き残った人々の有様を描くため、彼らにケアをしようとした援助者の目を借りた。苦労しながら、その援助者たち、保健所スタッフや教師、医師らは大河を越えて、生き残った人々に近づいていった。

援助者たちが、どうにか大河を渡って近づいていけた理由は大きく二つある。一つは援助者たちがケアを持続し、容易にあきらめなかったこと、もう一つは生き残った人々がそのケアに応え、回復していったこと。本書では、その二つの理由を、時系列的に解き明かそうと試みた。

本書の大部をなす第Ⅰ部では、事故発生からケアの終結まで、もっぱら生還生徒の回復をテーマに稿を進めた。その第Ⅰ部を補う形で第Ⅱ部が構成されている。

また一般の医学書と違い、多くの章でルポルタージュ的な手法をもちいてケアの有様を記載している。そうすることで、生き残った人々の苦悩と回復の道程を、より実態に即して描けるだろうと考えたからである。

本書を、医療・福祉・教育など、さまざまな現場で、被災者や被害者、あるいは遺族の支援に携わっているすべての援助者に捧げる。

●目次

序　v

第Ⅰ部

第1章　悪夢のはじまり　3
第2章　生還生徒の苦悩　39
第3章　一体、生徒に何があったのか　63
第4章　地域の苦闘　89
第5章　ハワイにおける遺族ケア　115
第6章　保健所活動の展開　133

第7章　補償交渉と元艦長の謝罪　149
第8章　何が生徒の回復をもたらしたのか　177

第Ⅱ部

第1章　海の男たちの苦悩　211
第2章　危機介入としての入院治療　231
第3章　トラウマからの回復と成長—生徒の言葉から—　253

資料　宇和島中央保健所（当時）の関わりの経緯　281

おわりに　285

第Ⅰ部

前田　正治

第1章　悪夢のはじまり

一体なぜ、ハイテク技術を備えた第一線の原子力潜水艦が小さな実習船に衝突するという、未曾有の悲劇的事故が起こったのだろうか。もちろん、本書はそれをつまびらかにすることが目的ではない。ただこの事故がなぜ起こったのか、どのような経緯で起こったのか、それを知らずして生存者の苦悩を知ることはできないだろう。なぜならば、すべての始まりはここにあったのだから。当然、本書の始まりもここにある。

本章では、えひめ丸沈没事故の有様と、その後、船体引き揚げまでの九カ月間の経緯について述べる。衝突に至る過程、とくに原潜内での状況は諸説あり、いまだはっきりしない。ここでは、二〇〇五年になってまとめられた米国国家交通安全委員会（National Transportation Safety Board：NTSB）の報告書[1]を主として参照した。

事故時の両船内の状況は、生徒の発言やアーリンダー氏の著書[2]などに拠った。事故後の経緯については、矢野順意氏の著書[3]や山中利之氏の著書[4]などを参照した。とくに矢野氏は当時の愛媛県副知事であり、実質的な県側のえひめ丸事故担当責任者となって東奔西走した。氏の的確な判断とリーダーシップなしには、被災者へのケアの成功はおぼつかなかっただろう。

1　えひめ丸とグリーンビル

えひめ丸とは、愛媛県籍の水産実習船である。愛媛県南予にある県立宇和島水産高校が所有する全長五八メートル、四九九トンの船で、竣工は一九九六年である。愛媛県が有する唯一の船で、代々この実習船は「えひめ丸」と名づけられた。事故当時のえひめ丸は四代目となる。図Ｉ-１に、四代目えひめ丸の構造を示す。上甲板だけの一層甲板構造であり、この上甲板の上には船首楼甲板（船首甲板）と長船尾楼甲板（船尾甲板）があり、さらにその上には航海船橋甲板（船橋甲板）がある。また上甲板の下は倉内となっており、ここには生徒食堂や機関制御室などが配されている。倉内は喫水線下にあり、のちに多くの犠牲者がここで生じてしまう。

えひめ丸は当時年間三回の遠洋航海実習を行っており、いずれもハワイまで目指す長期の航海であった。なかでも冬季に出航する実習は、荒れた海洋状況などからかなり厳しいもので、毎年この時期の実習に参加する生徒にはそれなりの覚悟が必要であった。

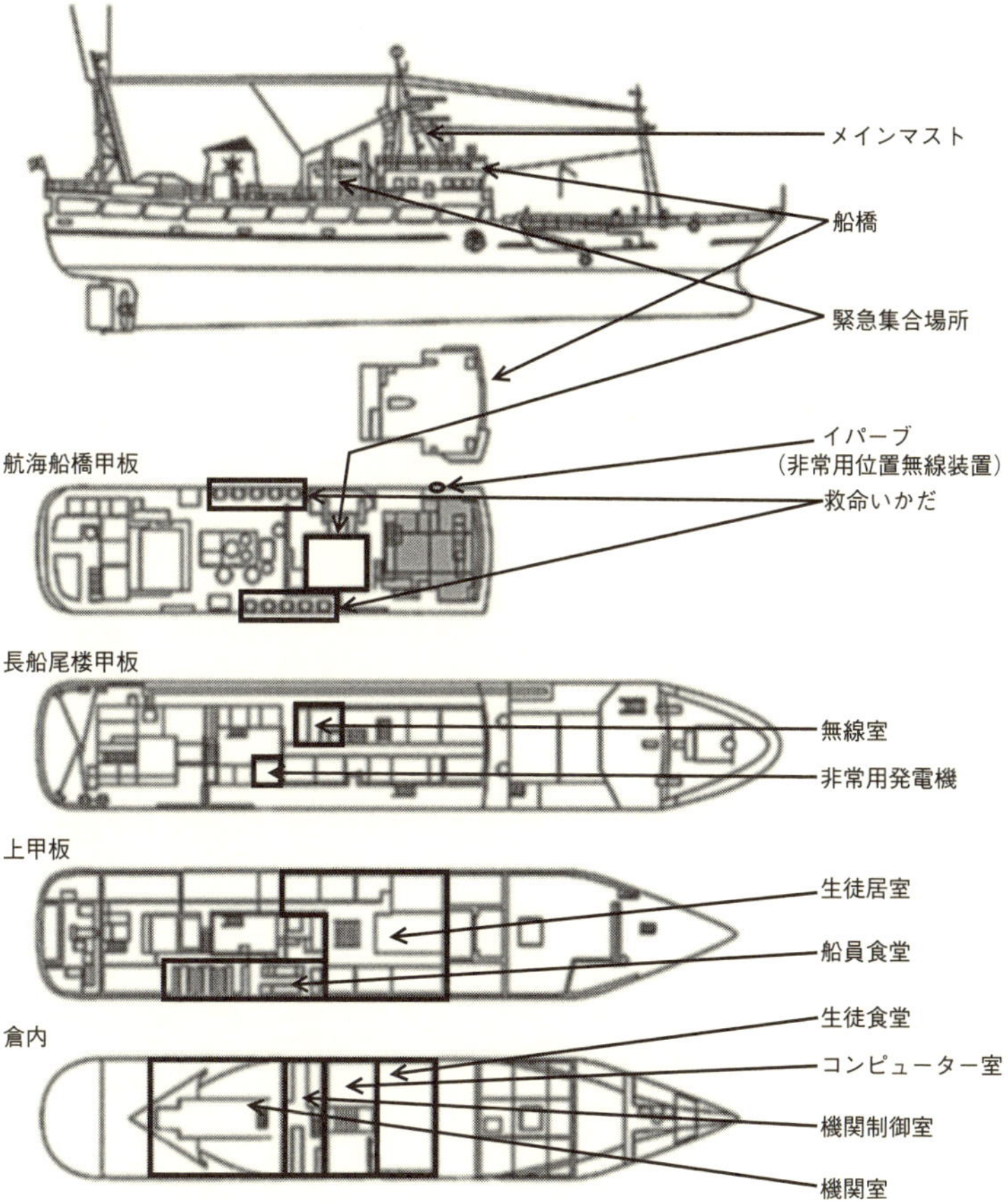
メインマスト
船橋
緊急集合場所
イパーブ
（非常用位置無線装置）
航海船橋甲板
救命いかだ
長船尾楼甲板
無線室
非常用発電機
上甲板
生徒居室
船員食堂
倉内
生徒食堂
コンピューター室
機関制御室
機関室

図Ⅰ-1　えひめ丸の構造

二〇〇一年一月十日、えひめ丸は宇和島水産高校二年生男子十三名と、その担任教師二名、二十名の乗組員、計三十五名を乗せて神奈川県三崎港を出港、二カ月余を予定した実習航海を始めた。操船を指揮するのは大西尚生《ひさお》船長（事故当時五十八歳）で、すでにえひめ丸の船長を八年間務めるベテランである。

航海は予想どおり、はじめての遠洋航海に臨む生徒にとっては厳しいもので、しばらくは船酔いで苦しむ生徒が多かった。出航して十日後には最初の目標海域である漁場に到着、まぐろ延縄漁《はえなわりょう》を行った。ここで船内の空調設備が故障してしまったので、修理のため、予定を一カ月早めて急ぎハワイへ向かった。そして、二月六日（ハワイ標準時）にはホノルルに入港することとなる。

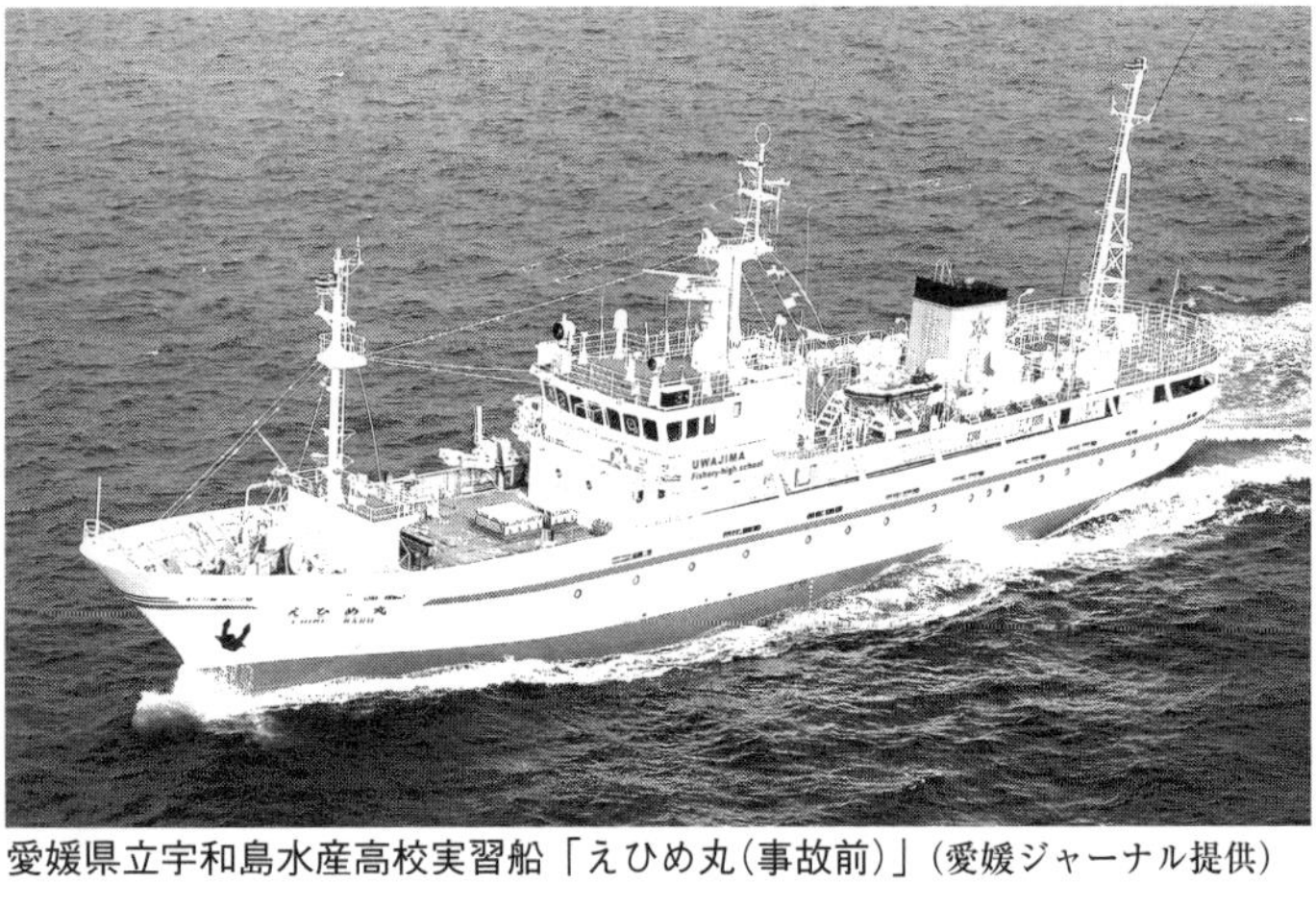

愛媛県立宇和島水産高校実習船「えひめ丸（事故前）」（愛媛ジャーナル提供）

しかしはじめての遠洋実習で疲れていた生徒にとっては、この早い入港もまずは僥倖《ぎょうこう》と感じられた。港に停泊したえひめ丸を宿舎にして、生徒たちはオアフ島での三日間の休暇を思い思いに楽しんだ。

ほとんどの生徒にとってはじめての海外旅行であり、このハワイでの短い休暇を楽しみに苦しい遠洋実習に参加したといっても過言ではなかった。名所旧跡を回り、ショッピングモールで買い物をするなどして楽しんだあと、多くの土産を抱えて生徒は帰船した。ハワイを出発する前の最後の集合写真には、彼らの屈託ない笑顔が並んでいる。

二月九日十二時（ハワイ標準時）、えひめ丸は抜錨《ばつびょう》し、ホノルル港を出航した。そして一路、南南東に進路をとった。

えひめ丸がホノルルを出港したちょうどその頃、オアフ島の南方海上、北緯二一度近辺で北上を続ける一隻の潜水艦があった。米国のロサンゼルス級攻撃型原子力潜水艦グリーンビルである。同級原潜は、海中での静穏性にすぐれ、水中速力も三〇ノット近くの高速を誇る。対潜攻撃をはじめ、多様な軍事行動に適した艦として、一九七〇年代から計画・建造されたもので、のちの改良型ではトマホーク巡航ミサイル垂直発射装置を十二基搭載するなど攻撃力も高い。同級原潜はこのような改良型も含めると八十八隻も建造され、米国原潜の代表的存在となっていた。

事故当時、太平洋艦隊に所属していたグリーンビルは、奇しくもえひめ丸と同じ年の一九九六年にバージニア州、ニューポートニューズ造船所で竣工している。ロサンゼルス級としては非常に新しい原潜で、全長約一一〇メートル、幅約一〇メートル、水上排水量は六三〇〇トンにも達する。

大きさもさることながら、頑強性の相違を考えれば、グリーンビルを大型トラックにたとえると、えひめ丸はさながらバイクか、せいぜい軽自動車のようなものだろう。

さて、当時のグリーンビル艦長はスコット・ワドルであった。空軍パイロットの父親をもち、日本の三沢で生まれている。彼は優秀な軍人として海軍の出世街道をまっしぐらに進み、入隊後十八年という早さでグリーンビルの二代目艦長に就任した。一九九九年のことである。

ワドル艦長は、事故当時まだ四十一歳の若さであり、えひめ

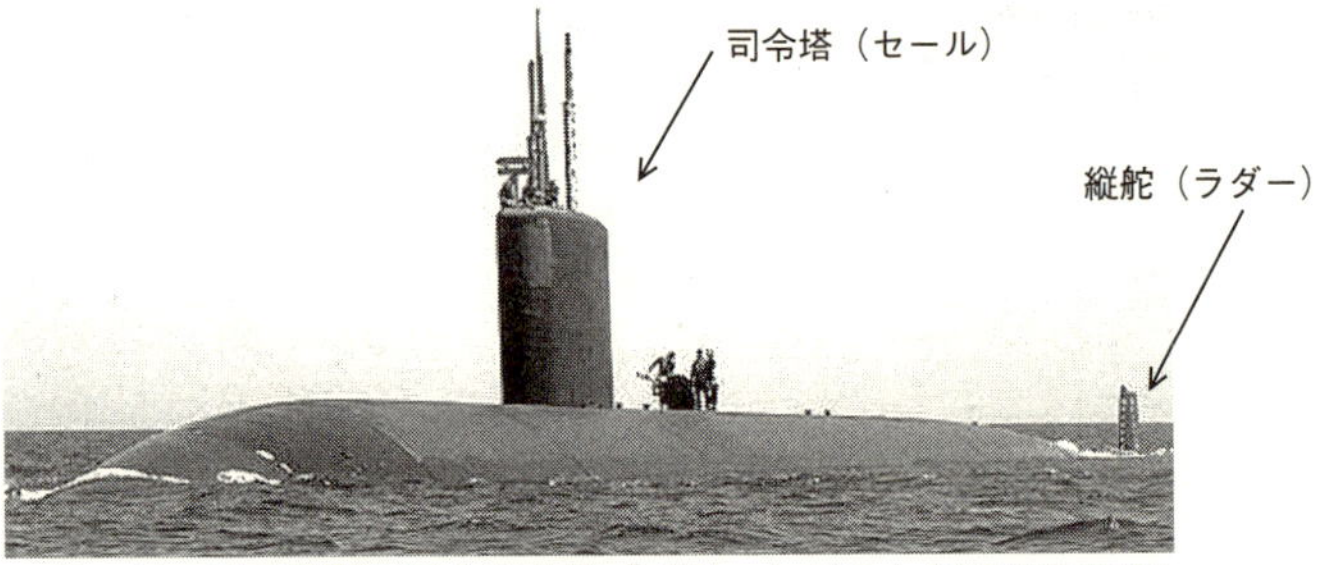

ロサンゼス級攻撃型原子力潜水艦「グリーンビル」（米国海軍提供）

丸の大西船長とはひと回り以上も若い。まさに順風満帆な出世を遂げていた最中であった。

グリーンビルはハワイ時間二月九日の朝八時、百二名の乗組員とともに訓練航海のためパールハーバー基地を出港した。しかしそれは単なる訓練航海ではなく、十六名の一般市民を艦内に招待して行う体験航海でもあった。ただ市民とはいっても、米国海軍に縁が深い、多くは石油関連会社の重役たちやその家族である。

えひめ丸が出港した正午頃、

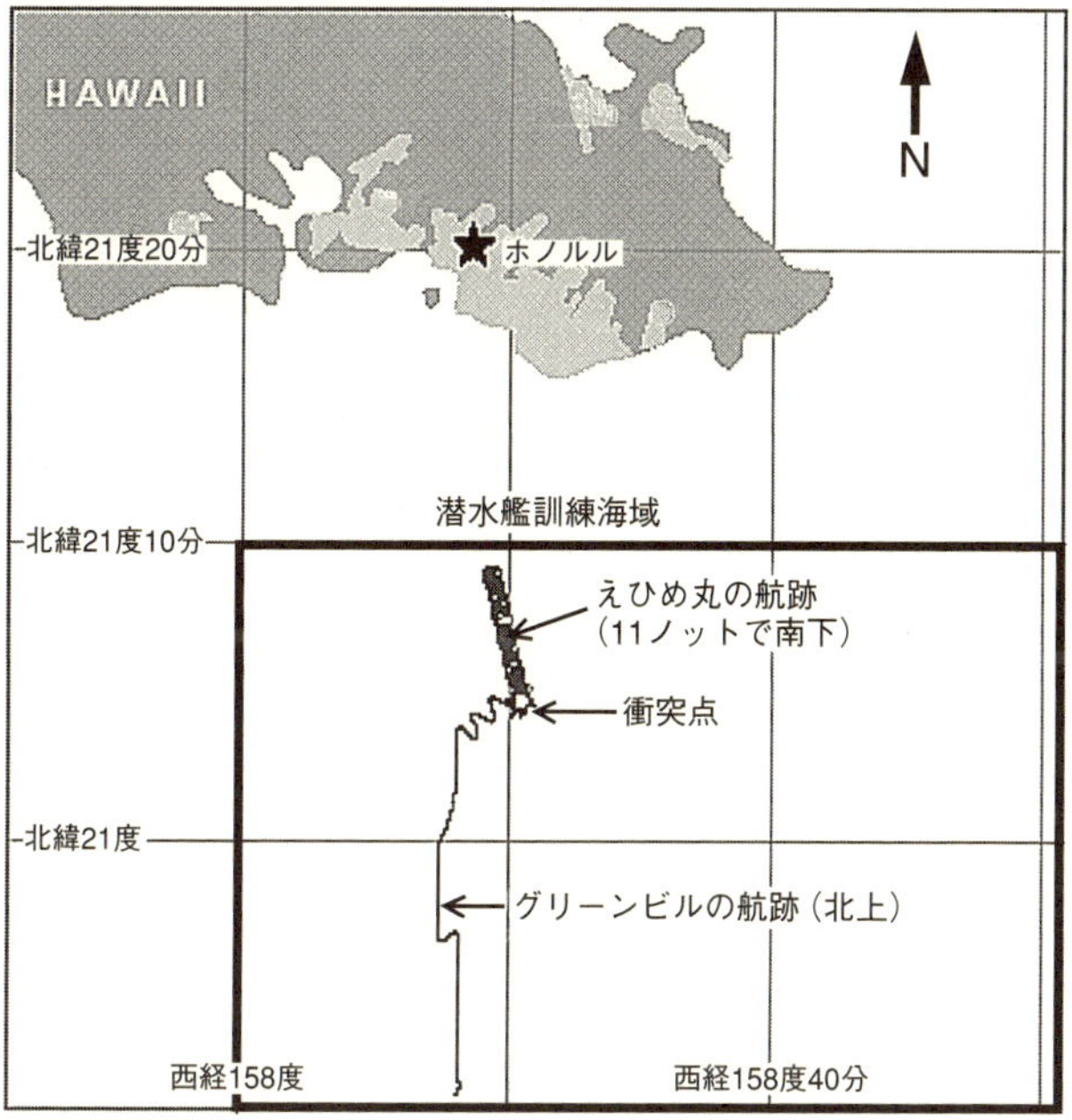

図Ⅰ-2　えひめ丸とグリーンビルの航跡（NTSBの報告書より）

グリーンビル艦内では乗船した民間人ゲストが和やかにコース料理に舌つづみを打っていた。昼食後は、いよいよ体験航海の目玉である上下航行や急速浮上訓練などが催され、順調に行けば午後三時には帰投する予定であった（図Ⅰ-2）。

えひめ丸が出港してまもなく、えひめ丸の存在はグリーンビルのパッシブソナー[注1]にとらえられた。それはシエラ13と目標番号が命名され、以後断続的ながらもソナー室で補足・追跡された。

ただし、通常艦長が指揮をとる際にいる発令所（潜望鏡がある場所）にあるソナーデータのモニター装置（ＡＶＳＤＵ）は故障しており、艦長はすぐにソナーデータを直接確認できなかった。これはのちの事故発生の一因となる。

さらに、ゲストの昼食が長引いたため、午後の訓練は予定よりもかなり遅れており、艦内は慌しかった。招待ゲストの対応にも追われ、艦内各要員間のコミュニケーションは滞りがちであった。

十三時十分頃、ワドル艦長は、訓練開始前の最終的なチェックのため自らソナー室に入り、シエラ13をはじめとした海上目標物の状況を急ぎ確認した。艦内の管制装置の解析結果によるさらに北方に向かっているというものであった。つまりシエラ13は、グリーンビルから遠ざかっているという結果だった。

しかし事実は異なっていた。実際にはえひめ丸は、同地点からハワイ沖を南下していて、次第にグリーンビルに近づいていたのである。

同じ頃、えひめ丸船内では昼食の準備が終わり、乗組員や生徒たちは交代で食事を始めていた。海上にはもやがかかっていたが、海は比較的穏やかで、目視でも、あるいはレーダー観測でも、周囲には何の船影も認められなかった。えひめ丸は一一ノットの速度で、オアフ島沖をまっすぐ南南東に進み続けた。

えひめ丸でも昼食が始まった十三時過ぎ、グリーンビルは午後に予定されていた海中上下訓練やジグザグ航海といったゲスト向けの訓練を始めた。グリーンビルに乗り込んだ民間人たちはこのような訓練に大変満足し、まるで映画の世界に飛び込んだようなスリルと興奮を味わっていた。

そして、これらの訓練終了後の十三時三十三分、再びパッシブソナーによる目標物の解析が行われた。それによると、シエラ13は相変わらずグリーンビルの北方約一三キロの海上にあり、一一ノットで北方に向かっているというものであった。しかし実際には、えひめ丸はどんどん南下しており、グリーンビルまで約五キロに迫っていた。

一方、えひめ丸の接近にまったく気づかず、グリーンビルはいよいよ当日最後の見世物であり、メインイベントでもある急速浮上訓練の準備にとりかかっていた。この潜水艦の急速浮上とは、しばしば映画やテレビでも紹介される。たとえば、海面から勢いよく潜水艦艦首が現れ、海面に波打って着水するという大変ダイナミックなシーンである。ちょうど鯨が海面から水しぶきとともに飛び出す、いわゆるホエールジャンプのようでもある。今回の航海に参加した民間人ゲストの多くは、この急速浮上訓練を体験することを非常に楽しみにしていた。

さて、ワドル艦長は通常の急速浮上訓練の手順にしたがい、浮上予定海面の状況を確認するためにいったん潜望鏡深度への上昇を命じた。十三時三十八分、グリーンビルは潜望鏡深度（海面下一八・六メートル）に達し、当直甲板士官がまず海面状況を確認、さらに艦長も潜望鏡を三六〇度回転させ海面を掃視した（図Ｉ-３）。

しかし、両者とも何の船影も確認できなかった。モニター画面で見えるのは、もやのかかった海だけだった。同時に、他船舶が発するレーダー信号の受信も行われたが、非常に不思議なことに、この頃グリーンビルの二キロ北方にまで接近していたえひめ丸のレーダー信号は受信されなかった。

　十三時三十九分、潜望鏡による確認をすませた艦長は、「近接目標なし（no close contacts）」との判断を下す。しかしこの確認時間は、海軍のマニュアルに定められている時間よりかなり短かった。続いて艦長は急速潜航を命じる。グリーンビルは艦首を大きく下げ、海面下約一二〇〇メートルにまで一気に潜航した。ここで艦長は、帰投する方向である北北西に向かって艦の旋回を命じた。

　実は、このときはじめて、パッシブソナーは目標シエラ13、すなわちえひめ丸の位置を自艦の約二キロ北方と正確に把握していた。しかしその情報を得た発射管制官は、艦長の「近接目

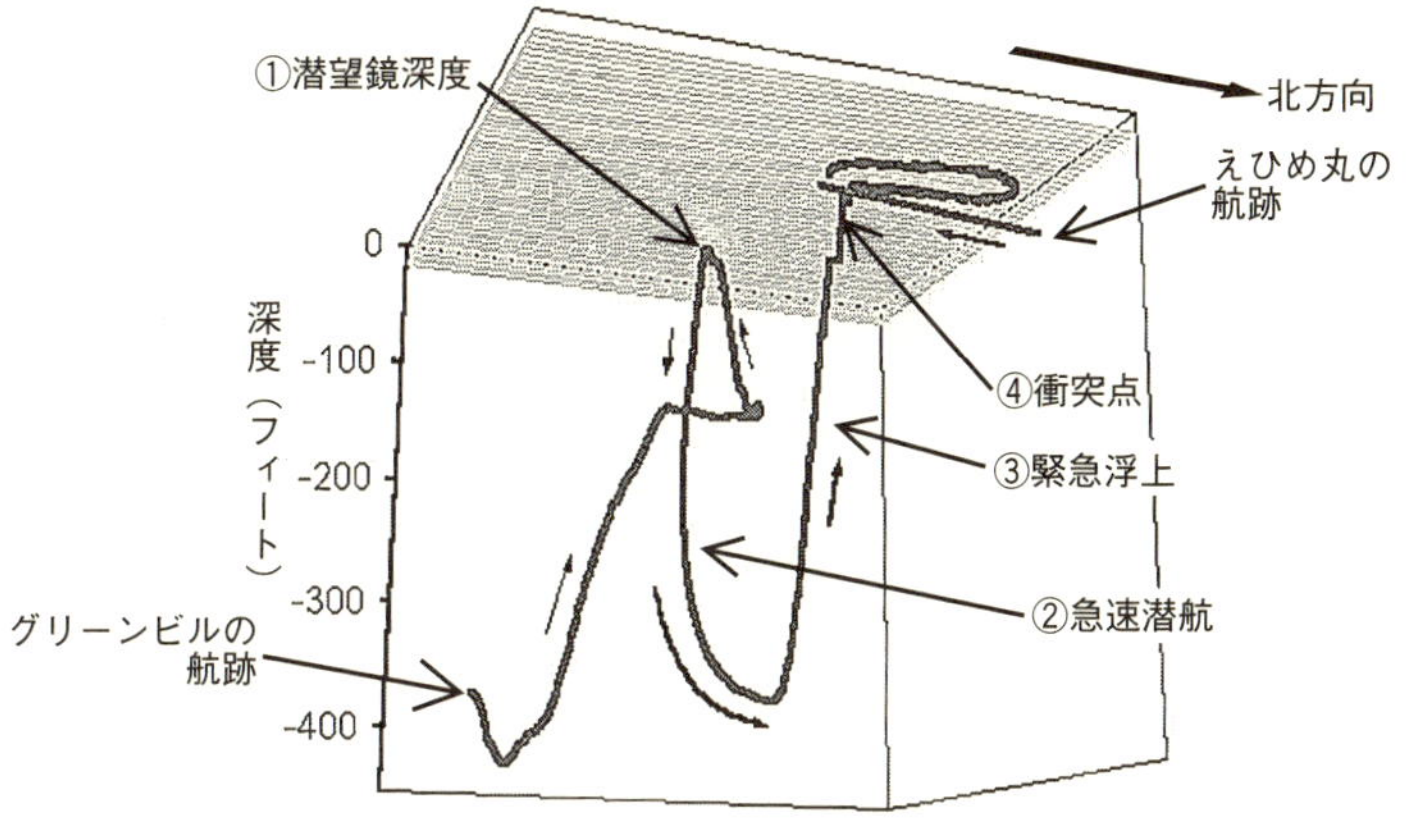

図Ⅰ-3　衝突までのグリーンビルの3次元航跡（NTSB報告書より）

標なし」との目視判断のほうがより正確と考え、再度データを解析しなおした。結局、シエラ13は八キロ遠方にあると判断されてしまった。致命的なミスが続いた。

グリーンビルの旋回がまだ終了しないうち、艦長は民間人ゲストに対し、サービスとして乗組員とともに操船するようにうながし、三名のゲストがこれに応じた。当時グリーンビルの発令所には乗組員とゲストの民間人とがひしめき合った状態で、緊急浮上のときを待っていた。そのとき、えひめ丸は、グリーンビルのわずか一キロにまで迫っていた。

十三時四十二分、艦長はえひめ丸の存在に気づくことなく、緊急浮上を命じた。グリーンビルはまだ旋回が終わっていなかったが、艦長は気にしなかった。メインバランスタンクに高圧ガスが注入され、急速浮上が始まった。艦はガクンと揺れ、注入されるガスの音が艦内に響き渡った。乗組員が上昇するごとに深度を大声で告げる。多くの招待客にとってはスリルに満ちた瞬間だった。

2　衝　突

グリーンビルの船体が上昇を始めて約一分後の十三時四十三分十五秒、グリーンビルの胴体がまずえひめ丸に接触、最初の衝撃を与えた。しかし、これはえひめ丸にとって破局的ではなかった。続いてグリーンビル艦尾のラダー（縦舵）がえひめ丸の船底をざっくりと斜めに切り裂いた。これがえひめ丸の命運を決めた。

グリーンビルが緊急浮上を始めた頃、えひめ丸では昼食が終わり、食堂では後片付けが行われていた。食堂は生徒用と船員用の二つがあった。生徒用の食堂は、上甲板下のもっとも船底に近い倉内に、機関制御室やコンピューター室などとともに配されていた。グリーンビルのラダーは、この機関制御室と生徒食堂の直下を切り裂いたのである（図Ⅰ-4）。そこには、出航に向けて重油を満載した燃料タンクもあった。

機関制御室では、機関士ら三名の乗組員がハワイ談義で盛り上がっていた。しかし最初のガクンという異様な音で、彼らの会話は突然打ち切られた。続くすさまじい衝撃で、彼らは激し

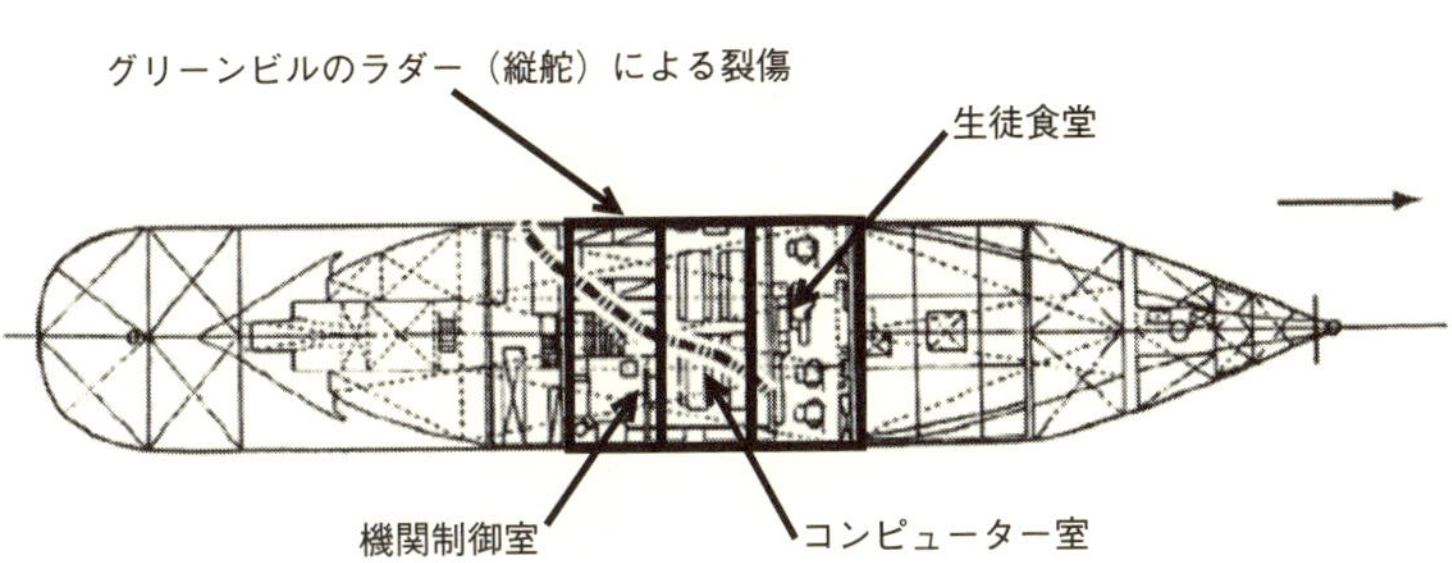

図Ⅰ-4　えひめ丸の倉内の損壊部分（NTSB報告書より）

く投げ出されてしまった。彼らのうちの一人が、かろうじて気をとりもどした。彼は、乗組員の中ではもっとも若い船員（機関員）だった。

そのとき、機関制御室には、破壊された燃料タンクから噴出する大量の油と、船底から吹き上がる海水とが一気に押し寄せていた。彼は燃料油と海水の濁流に飲み込まれてしまい、呼吸するのもやっとだった。船内は真っ暗になったうえ、燃料油が目に入り、ほとんど何も見えなかった。手探りで、なんとか機関室の階段を上に向かっていった。

彼の脱出はまったく、押し寄せる奔流との競争だった。やがて脱出する寸前、海水の衝撃でサーチライトにぶつかり、鎖骨を骨折した。海水と大量の油を飲んでいて、意識ももうろうとしていた。どうやって生き残ったのか、はっきりとは思い出せない。最終的に、重症を負って助かったのは彼だけだった。この状況では、深刻な外傷を負えばまず助からなかった。

一方ブリッジ（船橋）には、大西船長がいた。すさまじい衝撃で、船長はえひめ丸にとんでもないことが起こったことを直ちに理解した。彼は必死に非常交信を試みたが、衝突して五秒もたたず、すべての電源が落ちてしまった。予備の電源さえ機能しない。無線も使えず、通信長に指示してイパーブ[注2]（非常用位置指示無線標識装置）を作動させるのがやっとだった。

緊迫した事態に、船長は船内マイクを使って非常召集をかけようとしたが、マイクも作動しない。絶望感が彼を襲った。

衝突の瞬間、上甲板下の倉内には、機関制御室の三名以外にも数名の生徒や教師がいた。彼らは、生徒食堂やコンピューター室で、めいめいくつろいだ時間を過ごしていたことだろう。衝突直前に、コンピューター室に下りていった生徒もいた。

ただ、彼らの最期がどうであったか、定かではない。のちにえひめ丸が引き揚げられたとき、九名の行方不明者のうち、生徒、乗組員、教師あわせて五名の遺体がこの倉内で発見された。結局、ここから生還したのは、鎖骨骨折した機関員一名だけだった。彼の生還はまったくの奇跡といってもいい。

さて、倉内のすぐ上にある上甲板にも、危機が迫っていた。ここには船員食堂や生徒居室や洗面所・浴室などがあり、多くの生徒や乗組員がくつろいだ時間を過ごしていた。

ある生徒は、自室の二段ベッドの上で休んでいた。最初の衝撃を聞いたとき、それはギアの故障した音か何かだと思った。続く激しい衝撃で、彼は飛び起きた。真っ暗のただならぬ状況に驚き、あわててベッドを降りドアを開けた。そのとき海水がどっと入ってきた。

彼は着の身着のままで自室を飛び出していった。のちに生還した彼は、もしかしたら自分のベッドの下に級友が寝ていたのではないか、彼を見捨てたのではないかと自分をひどく責め続けた（実際にはそこには誰もいなかった）。

また、同じ上甲板にある船員食堂や賄室《まかない》にも数名の生徒がいて、司厨長のもとで食事の後片付けをしていた。最初の衝突音に続き、二度目のすさまじい衝撃が起こった。これは最初の衝撃よりもずっと激しく長く感じられた。突然船内は真っ暗になり、大量の海水が燃料油に混じって食堂内にあふれ出した。

ある生徒は、仲間を助けようと、一瞬階下にもどろうかと考えた。ただ、生徒食堂へ通じる階段からは、海水と燃料油が噴出していた。彼は階下にいる誰かに向かって、「ここから出ろ！」と叫んだ。しかし階下の轟音は彼の声をかき消した。その音は、まるで「滝のような」すさまじさだった。

そして、倉内に充満した海水と燃料油は、彼のいる上甲板にも激しい勢いであふれ出てきた。倉内にもどるどころか、彼自身もまたきわめて危険な状況にあった。

さて、この上甲板から逃げるには、さらに上階の長船尾楼甲板（船尾甲板）に行かなければならない。混乱して右往左往する生徒たちに向かって、乗組員が「逃げろ！」と叫んだ。

多くの生徒や乗組員は、ろくに救命胴衣をつける間もなく、押し寄せる海水と競争するように、真っ暗な船内を上へ向かった。その頃には倉内は海水と燃料油であふれきっていて、絶望的な状況となっていた。そして上甲板も急速に浸水し始めていた。

多くの生徒や乗組員は、おし寄せる海水に足腰をとられながらも、どうにか階段を昇っていった。僚友がどうなったか、後ろを振り返る余裕はほとんどなかった。通常の訓練にしたがって、あるいは友情にしたがって、もっと互いに助け合おうとしたら、彼らが生き残ることはできなかっただろう。

このとき、えひめ丸船内で、通常の避難訓練が役に立った形跡はあまりない。このような事故、すなわち魚雷が命中して轟沈するような事故は、当然ながらまったくもって想定外であった。

そして避難訓練だけではなく、彼らの長く育んだ友情が役割を果たすべき余地もまたほとんどなかった。彼らは、生還後に仲間を助けられなかったことを非常に悔いた。しかし彼らがどう思おうと、仲間を助け得た可能性は皆無に等しい。船内はまさに修羅場と化していたのである。のちに、ここでも一名の生徒が遺体で発見された。

生存者が船尾甲板にたどり着いて、ようやく外界の明かりが差してきた。しかし、ここにもまた海水が押し寄せてきた。もうこの時点では、船の沈没を疑う者はまずいなかっただろう。えひめ丸は船尾を下に、三〇度から四〇度の角度で急速に没しつつあった。

生存者は、最上部である航海船橋甲板（船橋甲板）に向かってさらに急いだ。この船橋甲板には、船橋や救命艇があった。非常時に備えた訓練では、ここにみなが集合し、点呼確認し、離船することになっている。

衝突から数分後、かろうじて窮地を脱した生存者が、続々とこの船橋甲板に集まってきた。ある生徒が、「先生がいない！」と叫びながら船内にもどろうとした。しかしその頃には主甲板までほとんど海に没していて、えひめ丸が海に浮かんでいられる時間はほとんどなかった。船長はなんとか救命艇を出そうとしたが、それも無駄だった。

いよいよ、えひめ丸に最期のときが訪れた。海水が船橋甲板まで押し寄せてきたとき、多くの生徒や乗組員は船橋の上まではしごを伝って昇ろうとした。しかし、二人の生徒は波にのまれ、はしごから海中に放り出された。残りの生存者はなんとか船橋の上までたどり着いたが、もうそこより上には行く場所はなかった。

やむを得ず、多くの生存者はマストやてすりにしがみついた。しかし押し寄せる波にのみ込まれ、次々と海中に引きずり込まれてしまった。なかには最後まで手すりを離そうとしなかった生徒もいたが、そのまま船とともに海に没してしまった。また救命胴衣をつけたものの、その浮力が災いして船橋内で身動きがとれなくなり溺死したと考えられた乗組員もいた。

結局、えひめ丸は衝突後五分もたず完全に沈没した。

もちろん衝突は、グリーンビル内でも異様な音響と衝撃で気づかれることとなる。艦長は「一体何があったんだ（What the hell was that?）」と叫んだあと、潜望鏡に飛びついた。招待客はもちろん乗組員も最初、何が起こったのかまったく理解できなかった。

やがて潜望鏡モニターの画面には、小さな船がみるみるうちに沈んでいく様子が映し出された。乗組員も招待客もモニター画面を食い入るように見つめた。そして、事態を正確に把握した。あろうことか自艦が他船に衝突し、その船が急速に沈んでいるのだ。艦内はパニックになった。

十三時四十八分、グリーンビルは、太平洋艦隊潜水艦部隊司令部に向け、緊急の無線を送った。「一隻の水上船舶と衝突、船舶は現在沈みつつある。繰り返す。当該船舶は沈没」

たしかに、えひめ丸は多くの人を船内にとどめたまま、海中深く沈んでいった。

一方、海に投げ出された人たちは、必死に浮遊物にしがみつこうとしていた。いくつかの救命いかだが海上で自動的にふくらみ、そこに生存者の何人かがしがみついた。

ある生徒は海に投げ出され、船とともに深く沈んでいった。どこが上で、どこが下かもわからなくなった。もうだめかと思ったそのとき、頭上に一条の明かりが見えた。彼は、必死にそれを目指して手足をばたつかせた。気がつくと彼は海上にいた。やがて生存乗組員から救命いかだに引き揚げられ、その後、彼もまた必死になって、ほかの生存者を救おうとした。

さて、浮遊物にすがったり、救命いかだに乗ってなんとか一命をとりとめていた生存者たちの眼前には、真っ黒で巨大な潜水艦があった。彼らは、即座にこの潜水艦が自分たちの船を沈没させたのだと理解した。何人かはすでに船内から逃げるとき、海上から出現した艦首やセール（司令塔）を目撃していた。

海上で漂う生存者はみな脅えた。潜水艦の乗組員たちも数名見えるが、じっとこちらを凝視しているだけだ。彼らから船を沈められた。次はいよいよ自分たちも殺されるのではないか。恐怖の時間が続いた。

グリーンビルからの連絡を受けてから七分後の十三時五十五分、事態を確認した潜水艦隊司令部は、急ぎ沿岸警備隊に連絡した。「あー、沿岸警備隊どうぞ。こちらはパールハーバーの潜水艦隊司令部。ダイヤモンドヘッド沖南方約八マイルの海上で、衝突があったという報告を受けた。潜水艦と民間船舶の衝突だ。船は沈没した。あー、それから生存者が海上にいるもよう……。潜水艦は荒れた海で近づけない……（ＣＮＮより）」

同じ頃、えひめ丸のイパーブから送信された救難信号も沿岸警備隊に中継された。ただちに沿岸警備隊のヘリコプターが現場海域に向かった。

沿岸警備隊の二隻の救助船が沈没海域に到着したのは、衝突後一時間以上たってからだった。沿岸警備隊は、海上で漂流している生存者を救助船に乗せ、海上をくまなく捜索した。

結局三十五名中二十六名が救出された。その後も熱心に捜索は続けられたが、九名は行方不明のままだった。

3　衝撃

えひめ丸事故が発生した日、日本時間二月十日（土曜）は三連休の初日で、四国は全般的にまずまずの好天にめぐまれていた。愛媛県の矢野順意副知事（当時）は、朝から自宅の庭の雑草とりをしていた。退職を二カ月後に控え、多忙から少し解放され、その日午後からは久々の温泉旅行に行く予定であった。

えひめ丸事故の第一報を教育長から電話で伝えられたのは、ちょうど午前十一時頃だった。「えひめ丸がハワイ沖で沈没、行方不明者がいる」という内容だった。詳細は不明だった。

矢野副知事は受話器をおろすと、庭に立ったまま三十分ほど考えをめぐらせた。そしてとりもあえず、息子に運転をさせ、急ぎ県庁に向かった。試練の始まりだった。

副知事が県庁についた正午頃には、すでに加古守行知事や教育長も来庁していた。やがてマスコミからの問い合わせも急速に増え始め、庁内は殺気立った雰囲気となった。しかし政府からの情報はとぼしく、詳細はさっぱりわからなかった。

午後一時、加古知事をトップとする対策本部が設置され、まもなく九名が行方不明という事実が判明した。テレビでも救命ボートに乗った生徒たちの様子が映し出され、さらには浮上した潜水艦が映し出された。

知事をはじめ多くの県幹部はこの映像を見て、えひめ丸は潜水艦との衝突事故で沈んだという驚愕すべき事実を確認した。

当時の森喜朗首相にも、朝十時四十分頃に事故の一報が入った。友人とゴルフを楽しんでいる最中であったが、報告を受けてもゴルフをやめなかったことが、のちに判明してしまう。轟々とした世論の非難にさらされ、これが大きな契機となり、のちに退陣に追い込まれた。

森首相の危機意識の乏しさがずいぶん問題となったわけだが、それだけこの事故がいかに国民にインパクトを与えたかを示している。通常船舶と米国の原潜が衝突しただけでも大変なことなのに、沈んだ船が日本の高校生を多数乗せた実習船で、多くの行方不明者を出している。日米関係にも深刻な影響を与えかねない、政治的マターを強く含んだ事故である。

この事故のニュースは世界を駆け巡った。

この日午後になると、えひめ丸に乗っていた生徒や乗組員の家族もぞくぞく宇和島水産高校に集まってきた。しかし誰が救出され、誰が行方不明なのか、詳しい情報はわからない。家族にとっては不安な時間が続いた。一方、この日の夕方には、堀田家孝校長（当時）以下、学校関係者も関西空港経由でハワイに向かうべく、松山発便に乗り込んだ。

夕刻六時、救出された大西船長から県知事に直接連絡が入り、異様な事故状況が伝えられた。この頃には、すでに行方不明者のリストも届いていた。

夜十時頃には、河野洋平外相（当時）から知事に電話があった。内容は、パウエル国務長官（当時）から連絡が入り、ブッシュ大統領からの謝罪の意を伝える、というものであった。


翌十一日の夕方、行方不明者家族など二十七名が、ハワイに向かって松山空港を出発した。ハワイに到着した家族は、沿岸警備隊や海軍関係者から状況説明を受けた。家族は、徹底した捜索の続行と、船体の引き揚げを求めた。

しかし、すでに事故発生から五十時間以上が経過していた。しかも現場海域の水深は五五〇メートルと推定されていた。生存の可能性は次第に厳しいものに変わりつつあった。

一方、生還生徒は、行方不明の仲間をおいて帰りたくないと帰国に強く抵抗したが、関係者の粘り強い説得でようやく帰国を決意した。


この日、ワドル艦長は、事実上解任された。

日本時間の二月十三日、ハワイにいる家族は現場海域へと向かい、行方不明者の無事を祈り、花束を海に投げ入れた。

また、この日の夜には、生存生徒が成田空港を経由して松山空港に降り立った。空港にはマスコミ関係者が殺到していたが、彼らはうつむいた表情で何も語らなかった。家族が涙ながらに出迎えたが、生徒たちには生還した喜びなどほとんどなかった。彼らの長い苦しみも、まだ始まったばかりだった。

十五日には乗組員も帰国、みな憔悴しきっていた。以後、ハワイから関係者が続々と帰国する。

同じ頃、事故から一週間を経たことから、沿岸警備隊による捜索の縮小が決定した。またその頃には、グリーンビルに一般市民が乗っていたという衝撃的な事実も明らかになりつつあった。

このような事態を受け、行方不明者家族はハワイで記者会見を行った。それまであまり多くを語ろうとしなかった家族であったが、このときは違った。家族は現地に到着後、まともな睡眠もとっておらず、疲弊の極みにあった。

記者会見で、家族は怒りと悲しみをあらわにした。ある家族は、次のように気持ちを述べた。

「いまだに、今、起こっていることが、現実だということを信じることができない状態です。今まで生きてきた中で、こんなにつらく悲しい思いをしたのははじめてです。……偉い人たちの謝罪はもうずいぶん聞きました。ただ、私たちはどうしても（艦長の）謝罪を受けたいのです。許せないことですから……」(4)

家族は、米国政府と海軍に対し、行方不明者の捜索の続行、艦長の謝罪、事故原因の究明、船体の引き揚げなど三十一項目を、涙ながらに要求した。その様子は日本にも伝えられ、多くの視聴者の共感を誘った。そこには「行方不明者家族」から、次第に「遺族」となりつつある家族の絶望と焦燥があった。

一方米国海軍は、無人探査潜水機「スコーピオⅡ」を用いて、えひめ丸の沈没地点付近の海中探査を行っていた。現地時間十六日（日本時間十七日）、スコーピオは、海中深く沈んだえひめ丸の姿をとらえることに成功した。

その映像はハワイにいる家族はもちろんのこと、日本にいる生還生徒、乗組員にも届けられた。ビデオには探査機の強力なライトに照らされて、船体がほのかに映し出されていた。そして船尾の「えひめ丸」の文字がはっきりと見えた。

生還生徒は、その映像を食い入るように見つめた。ある生徒がつぶやいた。「これ、本当にえひめ丸か?」。いまだにえひめ丸が沈んだとは、信じられないようだった。

4　謝罪と事故原因の追究

事故から二週間が経過した二月二十四日、行方不明者家族は、全員むなしく帰国した。三日後の二月二十七日、米国政府を代表して、ファロン特使が来日した。森首相と会談し、ブッシュ大統領の親書が手渡された。親書には謝罪と遺憾の意が記載されており、事故原因の究明や船体引き揚げに努力する旨が伝えられた。

翌三月一日、ファロン特使は愛媛県を訪れ、行方不明者家族らに正式に謝罪した。「全米国民にかわり、謝罪と深い悲しみを表したい」

同じ日の夜、ワドル元艦長からの謝罪の手紙が、行方不明者の家族と学校長に手渡された。

一方、この頃から事故原因究明の動きが本格化する。事故当初から、米国海軍はもちろん、米国国家交通安全委員会(NTSB)による調査がずっと続けられてきた。その結果の一部はプレスリリースされていたが、ではどのような形で事故の責任を問うかとなると、なかなかはっきりしなかった。

焦点は、軍法会議が開催され、責任者が処罰されるかどうかである。軍法会議は、軍法に基づき軍人を裁く、軍隊内の唯一の司法機関である。民間でいえば刑事法廷にあたる。

えひめ丸事故では、この軍法会議を行うかどうかをめぐって、その予備審理にあたる査問会議が、三月五日から開かれることが決まった。査問会議は、軍が関与して引き起こされた重大な事故や事件の際に開かれるもので、今回はワドル元艦長ほか上官二名が尋問対象者となった。審理は公開され、会議の決定は太平洋艦隊のファーゴ提督に勧告される。提督が刑事訴追を決めると、軍法会議が開かれることとなる。


三月五日から約二週間にわたって、パールハーバーの海軍基地内で査問会議が開かれた。そのもようを詳述する紙幅の余裕はない。査問会議の結論はおおむね以下のようなものだった。

「ワドル元艦長の職務の怠慢は明らかであるが、それは故意ではなく、違法性はない。よって軍法会議に処すべきではない」

この査問会議の決定に基づき、四月二十四日、ファーゴ提督の最終的な決断が下された。提督は、えひめ丸事故の主要な原因を、
①　浮上前の、艦長による海上目標探査の不十分さ
②　乗組員間の意思疎通の不足

の二点にあるとした。そして査問会議の勧告どおり、軍法会議は開かない旨が決定された。職務怠慢と、艦を不注意から危険にさらした罪で、ワドル元艦長には、提督採決（アドミラルズ・マスト）が下された。それは、二カ月の給与半額減給処分と戒告処分というものだ。行方不明者家族や生還者からすると、到底容認できない、軽い処分であった。

事故の重大性に比して、二週間という査問会議の期間はあまりに短すぎる。多くの人はそう感じた。この短期の査問会議を通して、えひめ丸事故の原因究明が十分なされたとは、到底いいがたい。グリーンビル艦内の当日の行動には、まだ不審な点がたくさんあった。被災者にとっては、あっけなく、まったく釈然としない幕切れであった。[注3]

ファーゴ提督の処分が下された二日後の四月二十六日、五％台という極度の支持率の低迷にあえいでいた森首相は、わずか一年の在任で退陣した。

一方、ワドル元艦長もまた、同年秋には年給受給資格を得たうえで、名誉除隊となった。

5　えひめ丸の引き揚げ

さて、八月になって、懸案だったえひめ丸の引き揚げがようやく正式に決まった。技術的にも、あるいは莫大な額になりそうな経費の面でも、かなり困難が予想されていた。引き揚げにあたり、さんご礁など環境面への配慮も考えなければならない。しかし最終的には、行方不明者家族の粘り強い要求が実を結んだ。

ただ、引き揚げの決定には紆余曲折があった。米国だけでなく国内の一部でも、えひめ丸船体引き揚げへの疑問の声もあった。米国人の考えでは、海の中でひっそりと眠らせるべきだという考えのほうが一般的だという。また引き揚げには莫大な経費がかかるので、それをもっと「有用な」手段に用いるべきだという、もっともらしい意見もあった。

また、この頃になると、行方不明者の家族も、家族の死を受け入れるようになっていた。ただ家族の思いは、骨のひとかけらでも、あるいは服の切れ端でもいいから、家に連れて帰ってやりたいという切実なものだった。

三月十六日、七十五万人分もの引き揚げを求める署名が、森首相に手渡された。行方不明者家族の気持ちが、一般の市民にも伝わった現れだろう。直後に行われたワシントンでの日米首脳交渉でも、森首相はえひめ丸引き揚げを要請した。
米国は技術的理由から引き揚げをしぶったが、これだけの難事業を行う能力は日本にはなかった。米国にやってもらうほかないのである。

八月になって、オランダのサルベージ船ロックウオーター2号がハワイに到着、船体引き揚げの準備作業を開始した。予定では、船底にダイバーたちが鉄板を通して、ゆっくりと船体を水平にもちあげる。その後海中をゆっくりと移動し、二六キロ離れた深度三〇メートル付近の浅海に降ろす。そこで海上に上げないまま、すなわち海中で遺体や船内遺留品を回収したあと、再び深海に船体をもどすという計画である。

しかし、このサルベージ計画は相当の困難が予想された。なにしろ船体は水深約六〇〇メートルの深さに沈んでいる。通常のサルベージ（沈没船の引き揚げ）が行える深度では到底ない。さらに船体は、グリーンビルに衝突した際にかなりの損傷を受けている。引き揚げる際には相当の水圧がかかるので、ガラス細工のように船体が壊れてしまう可能性もある。
また無事引き揚げに成功しても、移動中に潮流で船体が破壊される可能性もある。海上になぜ出さないのかという疑問もずいぶんあったが、えひめ丸の損傷を考えると海上では波圧が怖

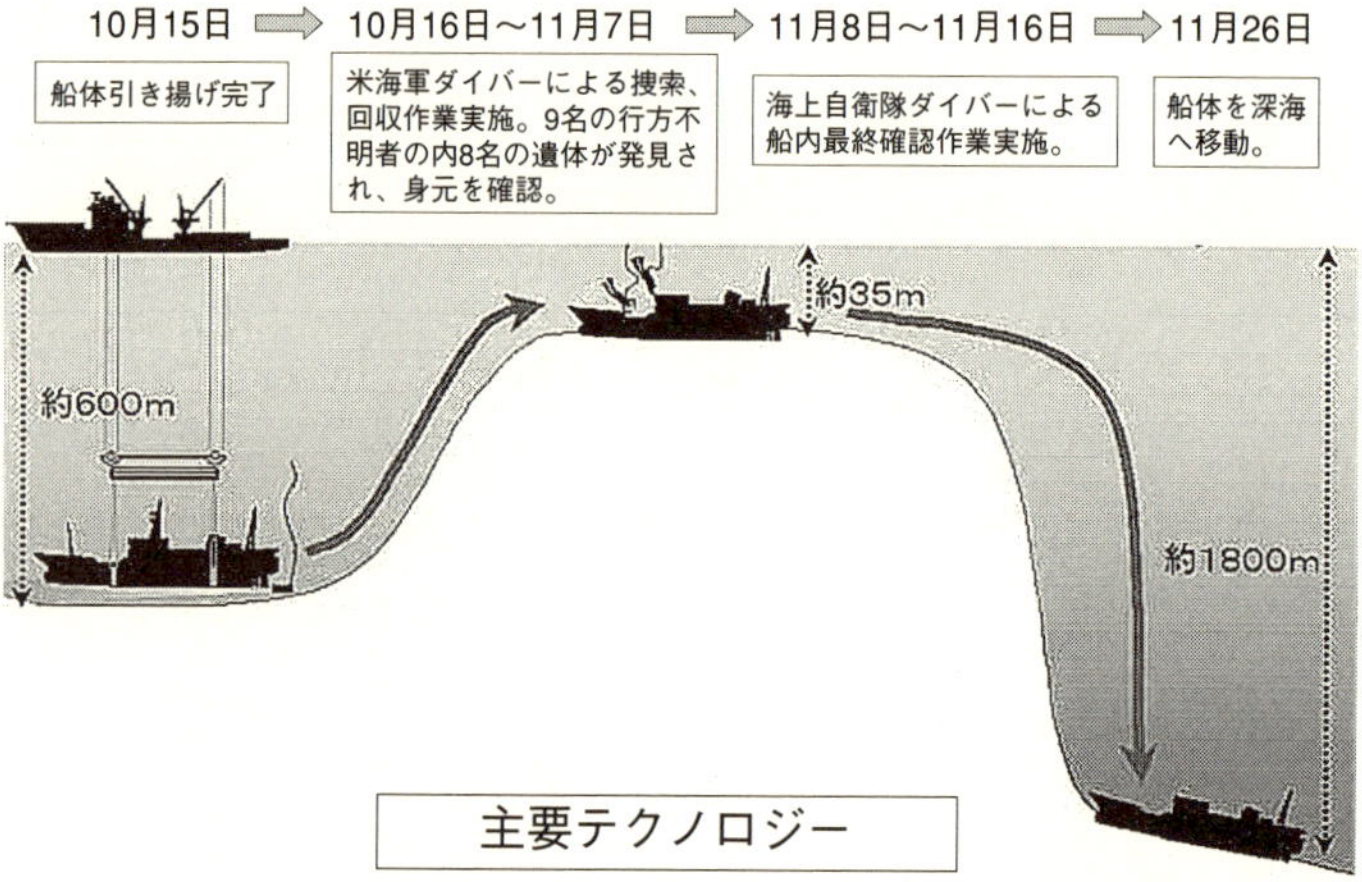
10月15日
10月16日～11月7日
11月8日～11月16日
11月26日
船体引き揚げ完了
米海軍ダイバーによる捜索、回収作業実施。9名の行方不明者の内8名の遺体が発見され、身元を確認。
海上自衛隊ダイバーによる船内最終確認作業実施。
船体を深海へ移動。
約600m
約35m
約1800m

主要テクノロジー

2月～3月	日本政府は米側にえひめ丸の引き揚げを要請。 専門家チームを米国に派遣し、協議。
3月13日	米国政府は、引き揚げに取り組む旨決定。
6月16日	米太平洋艦隊は、環境アセスメント結果を発表。
9月10日	田中大臣（当時）、ホノルルを訪問。
10月15日	「えひめ丸」船体の引き揚げ完了。
10月16日～11月7日	米海軍の船内捜索・回収作業実施。
10月17日	小泉総理、ファーゴ太平洋艦隊司令官に電話。
10月18日～27日	小島政務官（当時）、ホノルルを訪問。
11月8日～11月16日	海自ダイバーが船内最終確認。
11月17日	米海軍が船体の移動準備作業を開始。
11月26日	船体の深海への移動が完了。
12月19日	引き揚げ関係者による総理報告会開催。
12月20日	米海軍は宇和島で回収品を返還。

図I-5　えひめ丸の引き揚げ（外務省公表資料より）

い。いずれにせよ、サルベージ史上、ほとんど前例がない試みだった。

　多くのトラブルに見舞われたが、十月十二日（ハワイ時間）ようやくえひめ丸の引き揚げが始まった（図Ⅰ-5）。慎重に水深三〇メートルまで持ち上げられたえひめ丸は、時速一キロという非常に遅い速度で、回収地点に向かった。

　二日後の十四日、ようやくえひめ丸は回収地点に到達した。それから米国海軍やサルベージ会社のダイバーたちによって、約一カ月に及ぶ遺体等の回収作業が始まった。このえひめ丸の引き揚げに要した費用は、日本円して約七十三億円、スタッフも官民あわせて百名以上にのぼる。行方不明者の家族も、危険を冒してサルベージ作業にあたったスタッフやその関係者には、心から感謝した。

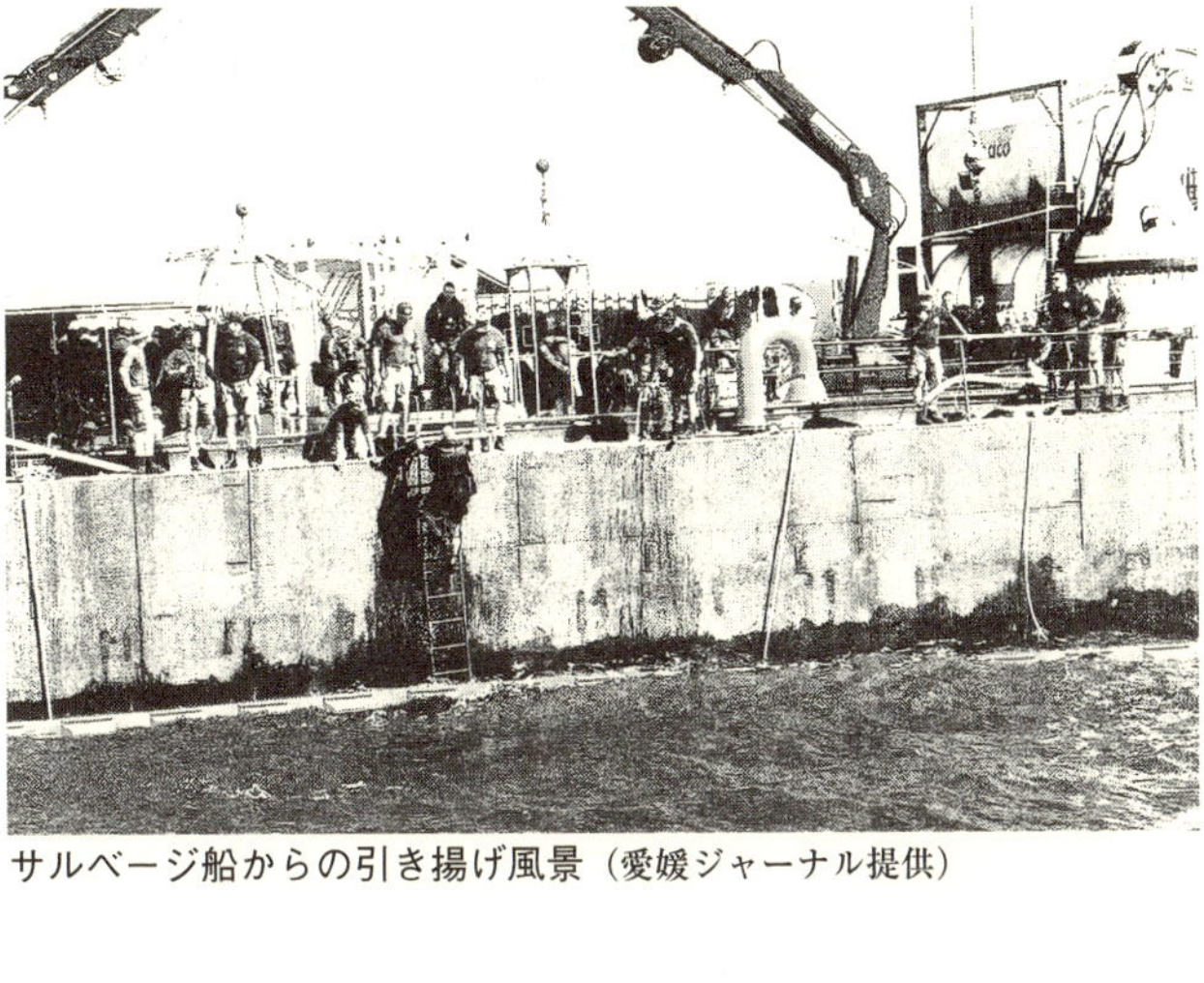

サルベージ船からの引き揚げ風景（愛媛ジャーナル提供）

さて、ダイバーの努力によって、遺体は少しずつ回収された。ただしその確認には時間がかかった。所持品や歯形などで鑑定するが、最終的にＤＮＡ鑑定までしなければいけないことも多かった。こうした手続きのあと、遺体が同定されると、ただちに家族に連絡が入った。連絡を受けた家族はすぐに遺体を引き取り、現地ハワイで荼毘《だび》に付したのち、遺骨と一緒に帰国した。そして、あらためて地元で葬式を催した。

こうして、事故後八カ月目にして、ようやく葬式が営まれた。家族にとっては本当に長い八カ月だった。逆に連絡がない家族は、もしかすると遺体が発見されないのではないかという不安と焦燥に苛《さいな》まされた。

また、引き揚げが進むにつれ、もっとも行方不明者が多かった宇和島市内では、連日のように葬式が催された。そのため、市内全体が喪に服している感さえあり、街は異様な雰囲気に包まれた。

結局、この回収作業の結果、八名の遺体と、アンカー（錨）をはじめさまざまな遺留品が遺族や学校に返された。しかし非常に残念なことに、生徒一名の遺体だけがどうしても発見できなった。おそらく、船外に投げ出されたものと考えられる。

十一月十六日、海上自衛隊のダイバーが最終的に船内を確認、遺体捜索の終了が宣言された。翌日から再びえひめ丸は海中をゆっくり移動し、十一月二十六日、関係者が見守る中、オアフ島の南三〇キロの地点に再度深く沈められた。

水深一八〇〇メートル。えひめ丸にとって二度目の沈没である。ただ、もう二度と引き揚げられることはない。えひめ丸は永遠の眠りについた。

注1　パッシブソナー（一〇ページ）　潜水艦では、他艦船などの水中音を拾うために用いられるソナーは、まさに耳目の働きをする。ソナーには、自らパルスを発してその反射音を分析し、他艦船の存在を確認するアクティブソナーと、他艦船のスクリュー音などを受信するのみのパッシブソナーの二種類がある。前者の場合、敵艦にも自艦の存在を見破られる危険性があるのに対し、後者では自艦の隠密性を保持できるため、実際の作戦行動ではより頻繁に用いられる。しかしこのパッシブソナーの欠点は、測定精度がアクティブソナーに比べると低いことである。
注2　イパーブ（一六ページ）　多くの船舶に搭載されている緊急用の遭難警報装置。これが作動すると周回衛星に警報電波がキャッチされ、自艦の存在を知らしめることができる。ブイが取り付けられていて、船舶が沈没しても海上に漂って長時間作動することが可能である。

注3（三一ページ）　実は、えひめ丸事故のちょうど二十年前にも米国原子力潜水艦と日本の貨物船が衝突するという事故があった。一九八一年四月九日、鹿児島近海で航行中の日昇丸が、潜望鏡深度で航行中の米国原潜ジョージ・ワシントンと衝突、日昇丸は衝突後十数分で沈没し、船長と一等航海士の二名が死亡した。このときは、原潜側は作戦行動を秘匿するという名目で、救助はおろか事故の通報さえせず立ち去っている。冷戦時とはいえ、あまりにも非道な行動ということで「原潜当て逃げ事件」として有名になった。しかしこの事故でさえ、軍法会議はもちろん、査問会議すら開かれず、事故の原因や責任問題はうやむやになってしまった。ちなみに沈没した日昇丸は、愛媛県今治市で建造され、愛媛県の会社が保有している船であった。愛媛県民にとっては、悲劇的なめぐり合わせというほかない。

◆参考文献

(1) National Transportation Safety Board「事故報告書」(NTSB/MAB-05/01)
(2) ピーター・アーリンダー、薄井雅子訳『えひめ丸事件—語られざる真実を追う』新日本出版社、東京、二〇〇六
(3) 矢野順意『海への祈り—えひめ丸事故とその後 上・中・下巻』愛媛ジャーナル、松山、二〇〇六
(4) 山中利之『えひめ丸事故—怒りと悲しみの狭間で』創風社出版、松山、二〇〇六

第2章　生還生徒の苦悩

事故後、生還生徒に対して、定期的に専門的なメンタルヘルス調査が行われた。本章では、調査に至った経緯と、調査結果に基づき、とくに事故直後の生還生徒の精神面での状況について述べる。しかし、それは調査前には予想もしなかったひどい結果であった。生徒には、かろうじて生還したことへの喜びなど、垣間みることさえできなかった。生還生徒に出現した深刻なトラウマ反応とは、どのようなものだったのだろうか。

1　調査に至る経緯

筆者が、所属先の久留米大学医学部で、宇和島中央保健所の寺本辰之所長（当時）から緊急の電話を受け取ったのは、二〇〇一年三月下旬のことであった。

その一カ月くらい前、今回の事故を受けて、宇和島市内の病院で、外傷後ストレス障害（posttraumatic stress disorder：PTSD）についての講演を行う機会があった。その際、病院長からはじめて寺本所長を紹介された。

当時は事故直後ということもあって、宇和島市のあちこちにマスコミの姿が見受けられ、宇和島水産高校にも数多くのマスコミ関係者がいた。宇和島全体が騒然とした雰囲気だった。そのとき所長から打診されたのは、いずれ始まるであろう米国との補償交渉のため、ＰＴＳＤに関する医学的診断書類を作成できるかどうかということだった。

ちょうどその頃、厚生労働省のＰＴＳＤ研究班（金吉晴班長）のもとで、ＰＴＳＤ用のいくつかの診断ツールが翻訳・開発され、その信頼性も確かめられていた。所長に対して、「診断書作成は可能だが、マスコミのこの喧騒の中では調査自体が難しい」と返答した。当時、所長も相当疲弊していたように思う。そして今回の緊急の電話である。

所長の話によると、「生還生徒の具合が非常に悪く、生徒の家族が専門家の診断や助言を切実に求めている」ということであった。そのことが県知事への要望書となって、新聞紙上にも掲載され、大きな反響となっていた。県としても、そのような要望に応えないといけない。

所長の声からは、ただならない緊張感が漂っていた。急ぎ日頃からトラウマ臨床にあたっているメンバーと話し合い、精神科医二名、臨床心理士二名からなるチームを作った。年度末の慌しい時期ではあったが、生徒の状況をかんがみ、何とか高校の新学期開始前に行けないものか思案した。

しかしこの調査には、いくつかの困難が予想された。このマスコミの喧騒の中で、果たしてメンタルヘルスに関するような微妙な調査ができるだろうか。また結果については、どのように開示するだろうか。個人の調査結果について秘匿することは当然であるとしても、このマスコミ取材の加熱ぶりである。調査に入るだけで、相当な取材が待っているかもしれない。

さらに問題と感じられたのは、今回の事故「加害者」が米軍であることだ。当時、わが国でもPTSD概念が認知され始め、臨床や研究が始まっていたとはいえ、米国はPTSD概念発祥の地でもある。先述した診断ツールなども、オリジナルはすべて米国で作られたのである。手強い交渉が予想された。

また、なによりもPTSDなどの精神保健に関する、二国間補償交渉など聞いたことがなかった。司法制度や補償制度がまったく違う中で、どのような経緯で交渉は進むのだろうか。不安の種は尽きなかった。

2　輸送災害とPTSD

ここで、船舶や飛行機など乗り物の事故によってもたらされるトラウマについて、簡単に述べてみる。産業革命以来、乗り物は急速に発展したが、同時に大規模な事故もまた頻繁に起こるようになった。一九一二年のタイタニック号沈没事故は、人類史上はじめての大型旅客輸送手段の事故として名高い。たった一度の事故で、一五一七名もの乗客が亡くなったのである。

このような事故が増えるにつれ、乗り物事故が人々に与えるトラウマもまた深刻になった。とくに二十世紀に入ると、精神医学の発展とともに、事故によって引き起こされるさまざまな精神的問題がクローズアップされてきた。たとえば鉄道は、蒸気機関の発展とともにヨーロッパで、そしてアメリカ大陸で大いに利用されたが、事故もまた頻発していた。そして、そのような事故に遭遇した多くの被災者は、長く列車に乗れないなどの恐怖症状に苦しんだ。それをまた「鉄道神経症」と呼ぶ時代さえあり、真実の病態か、補償金目当てかといった、現代でもいわれる問題もまた提起されていた(6)。

その後、船舶や鉄道事故に加え、とくに戦後は自動車の事故も増えた。自動車事故とＰＴＳＤなどのトラウマ症状の問題などは、現代のわれわれが直面する難しい問題でもある。また戦後の輸送事故の特徴の一つは、航空機事故の増加である。筆者らは、一九九六年に福岡空港で起こったガルーダ航空機墜落事故の際、被災者のメンタルヘルス調査にあたる機会があった。その結果、四割を超す被災者に、ＰＴＳＤなどなんらかの精神医学的問題が認められ、しかも

一年たってもあまり改善していなかった。(2)

このような経験から、当然今回の事故被災者にも、なんらかの深刻な精神医学的問題が表れている可能性は高かった。ただ従来の報告では、死者が多く出るような相当深刻な事故であっても、PTSDの有病率は四〇％程度である。(4) 最悪の場合、今回のえひめ丸事故でも、その程度の有病率は覚悟しなければならないと考えていた。

しかし、少なくとも生還生徒の調査に関しては、われわれの予想をはるかに超えた結果となった。

3 調査の方法

生還生徒に対して行われたメンタルヘルス調査は、大きく二つの種類に分けられる。

第一は、被災者自らが自分の症状などをチェックして記載する自記式質問紙調査である。今回は以下の三種類のテストを行った。

① PTSD症状の有無やその程度を測るための「出来事衝撃度尺度改訂版（IES-R）」
② うつ状態の有無や程度を調べるための「自記式うつ病尺度（SDS）」

③　全般的な健康度を測るための「先般性健康度質問紙28項目版（ＧＨＱ28）」

いずれも病的状態をスクリーニングするために、カットオフポイント[注]が用いられている。またこれらは臨床やフィールドワークでしばしば用いられ、信頼性と有用性が非常に高い質問紙として知られている。

調査の第二は、訓練を受けた面接者が定められた手続きにしたがって行う面接法による診断である。面接による手続きが厳密に定められているのは、面接者の違いによるバイアス（偏り）を取り除くためで、しばしば構造化面接診断法と呼ばれる。

今回もっとも重視したのは、ＰＴＳＤの診断の正確性である。したがって手間ひまがかかり、被災者にも一定の苦労を強いるかもしれないが、信頼性が高い「ＰＴＳＤ臨床診断面接（ＣＡＰＳ）」を行った。この面接法はＰＴＳＤ診断法の代表的なもので、東京都精神医学総合研究所の飛鳥井によって翻訳されたものである。[(1)]

また今回のような死亡者が出るような悲惨な事故においては、ＰＴＳＤ以外にもうつ病やパニック障害などの精神疾患が認められることも多い。したがってＰＴＳＤ以外の精神疾患の診断をも行った。

4　調査の開始

われわれの査定チームは、事故後二カ月目を迎えた四月八日に宇和島入りした。翌九日は新学期が始まる、ちょうどその日でもある。そして四月九日から三日間にわたり、宇和島中央保健所で生還生徒九名に対する面接調査を行った。面接は一人の生徒につき二時間を予定した。慎重を期して、二人の面接者が同時に評価を行うようにした。

面接に先立ち、すでに質問紙調査が行われており、その結果は宇和島入りの前からわかっていた。結果はひどいもので、どの質問紙をみても、ほとんどの生徒がカットオフポイントを大きく超えていた。その結果を見て、「これは大変なことになった」と覚悟を決めたことをよく憶えている。

当時、ほとんどの生徒が夜間寝ていないことがわかっていたので、事前に睡眠表も渡していた。家ではいらいらしていることが多く、ほとんど外出しない日が続いていた。かろうじて三月末の上級生の卒業式には半数の生徒が出席したが、それ以外はほとんど学校に姿をみせようとしなかった。

またマスコミによる過熱取材、いわゆるメディアスクラムも度を越したもので、生徒たちの家はいつもメディアの目が光っているといった状況が続いていた。したがって調査にあたっては、個別取材や保健所への取材自粛を報道機関に申し入れた。

一方、社会的関心がきわめて高い事件であることも考えなければならない。したがって個人の結果は守秘となるが、全般的な結果の概要については、生徒や家族の同意があれば開示することも伝えた。

このような報道協定を結ばざるを得なかったので、調査にあたっては、生徒や家族にはその旨文書で了解をもらうことにした。また透明性を高めるべく、あるいは今後のケアに活かしてもらうべく、家族はもちろん、原則として保健師などにも面接に同席してもらった。

しかし、このような騒然とした状況の中で調査を始めても、どのくらいの生徒が協力してくれるか、調査が始まるまで相当に心配ではあった。

実際に面接を始めてみると、全員の生徒が家族とともに来所し、調査に同意した。いらいらと引きこもっている子と毎日接しているためか、家族には疲弊と焦燥が目立った。

さらに事故後、米国の謝罪や世間の関心がもっぱら行方不明者家族にばかり向けられていること、とくに生還者や家族にとっては、「生きて帰れた分だけ幸せじゃないか」といった声をずいぶん耳にしたこともつらかったようだ。したがって、今回の調査やケアに対する期待も大きかった。

ただし、生徒らがみな積極的に調査に参加したわけでは決してない。多くの生徒は、親に無理やり連れてこられたというのが実情だった。人前に出たくもないという思いも強かったようだし、なによりも、おめおめと生きながらえて助けを求める気持ちにならないということもあった。

実際、多くの生徒は寝不足で、保健所に来るのがやっとという状態だった。面接中突然怒鳴りだした生徒もいたし、質問紙を破ってしまった生徒もいた。みないらいらとしているか、ぼうっとしていることが多かった。面接は丁寧に行うことを心がけたが、しばしば生徒の集中力が欠け中断することも、まれならずあった。

結局、三日間で計十八時間の面接を行った。連日の会議もあり、査定チームもみな、くたくたとなっていた。そして面接結果は、きわめて深刻な事態が生徒に引き起こされていることを示していた。(3)(5)

5　トラウマ記憶と恐怖

ＰＴＳＤとは、一言でいうと、記憶、なかんずくトラウマ性の記憶によってもたらされる病気である。人がひとたび圧倒的な破局的な体験にさらされると、通常の記憶のメカニズムが壊れてしまう。ＰＴＳＤになると、苦しくつらい記憶が突然生々しく思い出され、それに振り回されたり、コントロールされるようになる（再体験症状）。しばしば悪夢としてトラウマ記憶が再現される。

そしてそのようなトラウマ性の記憶が出現するような場所や人、会話などを避けようとする。しばしば感情は麻痺したようになり、将来に対する時間性や希望を失う（回避・情動麻痺症状）。また、この麻痺症状とは反対に、些細なことで驚愕したり、びくびくしたり、あるいは過剰に警戒したり、あるいはいらいらしたりすることもある（覚醒亢進症状）。神経過敏の状態なので、当然なかなか睡眠もとれない。

表Ｉ-１には、米国精神医学会の定めるＰＴＳＤの診断基準をまとめている。世界保健機構（ＷＨＯ）の診断基準もあるが、それほど大きな違いはない。ちなみに、前述のＣＡＰＳ（四六ページ）は米国の診断基準（ＤＳＭ-Ⅳ）に依っている。

表Ⅰ-1　米国精神医学会のPTSD定義（DSM-Ⅳ）抜粋

A. イベント性の定義

患者は実際に危うく死ぬ、または重症を負うような出来事に遭遇し、強い恐怖感や無力感に襲われた。

B. 再体験症状群（以下の1つ以上）

1　侵入性想起
2　反復的な悪夢
3　フラッシュバック
4　契機にさらされた際の心理的苦痛
5　契機にさらされた際の生理的反応

C. 回避・情動麻痺症状群（以下の3つ以上）

1. 外傷にまつわる思考・感情・会話の回避
2. 外傷にまつわる活動・場所・人物の回避
3. 外傷時の想起不能
4. 重要な活動への関心・意欲の著しい低下
5. 孤立感・疎遠感
6. 感情の範囲の縮小
7. 未来の短縮感

D. 覚醒亢進症状（以下の2つ以上）

1. 入眠困難・睡眠維持困難
2. 易刺激性
3. 集中困難
4. 過度の警戒心
5. 過剰な驚愕反応

E. 障害の持続期間が1カ月以上続いている。

F. 障害は臨床的に著しい苦痛や社会的な機能障害を引き起こしている。

生還生徒のほぼ全員に、このような典型的なPTSD症状が強く認められた。そして九名のうち七名が、PTSDと診断されたのである。有病率は実に七八％に達した。悲劇的な事故であったとはいえ、まさかこれほど高い有病率とは思ってもみなかった。(5)

では具体的に、どのようなPTSD症状が彼らに現れたのだろうか。

○再体験症状

まず強く出現したのが、前述の再体験症状である。船が沈没するとき、船内が急に真っ暗になった。電源が落ちて真っ暗になった光景が繰り返しよみがえってくる。したがって夜になって暗くなることが非常に怖く、煌々《こうこう》と明かりをつけて一睡もしないという状況だった。

また大量に油をのんでしまった生徒が多かったので、ガソリンの匂いはもちろんのこと、てんぷらの油さえ、不快な事故時の記憶を喚起させてしまった。そのほか、風が吹く、あるいは乗り物が揺れるなどの些細な刺激でも激しく動悸がし、発汗してしまう。このような再体験症状が、ほとんどの生徒に強く出現していた。

○回避・情動麻痺症状

前述したような症状が繰り返し出現していたので、当然そのような記憶を呼び起こす機会は避けるようになってしまった。まず当時は、多くの生徒がどこに行っても事故のことを尋ねられるのではないかという恐れを抱いていたので、学校をふくめて、人が集まるところを避けるようになっていた。登校できない大きな原因であった。船はもちろん、バスや車など乗り物にも乗れない。このような回避症状に加え、感情がわかない、現実感がわかないといった情動麻痺症状も強かった。

○覚醒亢進症状

面接中もそうであったが、ほとんどの生徒がいらいらしており、落ち着きがなかった。たとえば家族の携帯電話が鳴ると、ビクッとして「うるさい！」と怒鳴る生徒もいた。家族はそんな生徒たちに、まるで腫れ物に触るように接していた。集中力も欠けていたし、夜間ようやく眠ってもすぐに覚醒してしまった。夜の暗闇の恐怖ともあいまって、彼らの睡眠障害はひどいものだった。昼夜逆転してしまった生徒たちが多く、登校できない直接的な原因だった。子も眠らなければ、それを心配して親も眠れない。親子ともども疲弊しきっていた。

このように生徒には、非常に強いＰＴＳＤ症状が認められたのであるが、より大きな問題が彼らには横たわっていた。

6　生存罪責感情と抑うつ

生徒たちは、ほとんどが、自分たちが生き残ってしまったことを非常に悔いていた。なぜ仲間を助けられなかったのか、仲間を残して逃げてしまったのか、彼らの後悔は尽きなかった。助けることができなかったのは、なにも級友ばかりではない。とくに教師が二名とも行方がわからないことは、生徒たちをひどく苦しめた。状況から、教師は生徒を探しているうちに逃げ遅れてしまった可能性も高い。慕っていた教師だけに、生徒の自責感は強かった。ある生徒は帰国後、行方不明教師の家族に対面したが、その瞬間気が遠くなって倒れてしまった。

なかには親戚どうしで乗船していた生徒もいた。悲劇的なことに、一人は生還したが、一人は行方がわからなくなってしまった。彼らは幼馴染みで、互いの家もすぐそばにあった。生還した生徒は、「あわせる顔がない」と言って、ほとんど家から出ようとしなかった。

彼らには、かろうじて生還したことの喜びなど微塵もなかった。それどころか、「おめおめと生き残ってしまった」という生存への後悔すら認められた。とくに学校関係者や親戚など周囲の人たちから「生きて帰れてよかったね」と言われることが、無性につらかった。相手が悪意で言っているわけではないことはわかっていても、つらかった。「こんなことなら死んでいればよかった」と考えている生徒も少なくなかった。

このような強い罪責感情は、当然抑うつ状態を引き起こす。意欲の低下、疲れやすさ、将来への絶望感などが強かった。結局九名のうち、六名がうつ病と判断された。これも大変な有病率である。

したがって、われわれ査定チームがもっとも心配し不安に思ったのが、自殺の発生である。実際「死にたい」と、自殺念慮を口にする生徒もいた。後追い的な自殺が起こるのではないかと、その点が非常に不安だった。

7　第一次調査のまとめ

以上のようなさまざまなトラウマ症状を図にまとめてみる。図I-6には、PTSDの査定診断面接であるCAPSの結果を表している。PTSDを構成する三つの症候群、再体験症状、回避・情動麻痺症状、覚醒亢進症状のそれぞれについて、十七の症状別平均スコアが列記して

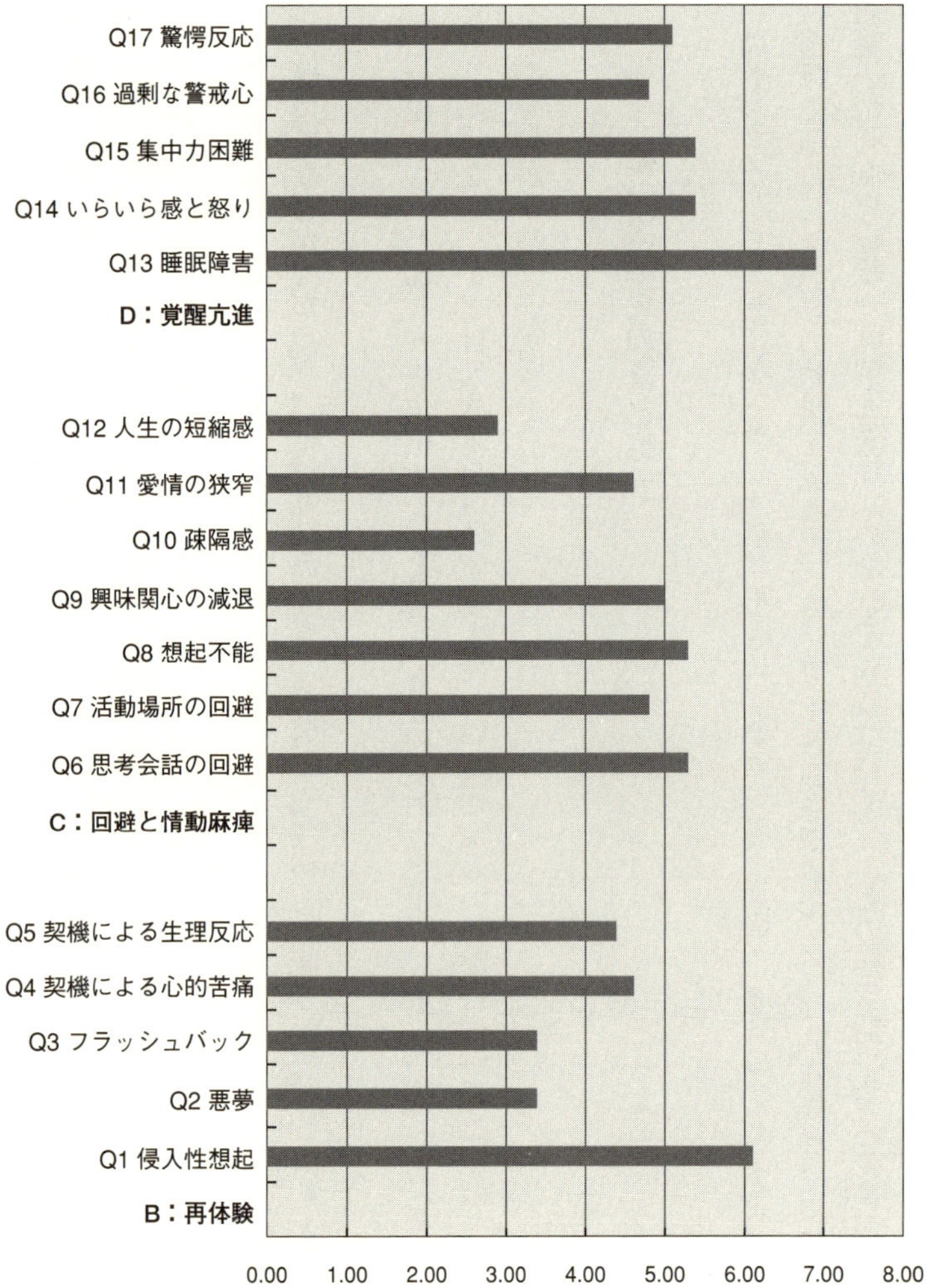

図 I-6　CAPS のプロフィール

ある。

ＣＡＰＳでは、ＰＴＳＤの十七の症状項目ごとに、その出現頻度と強さ（強度）について尋ねることになっている。たとえば、症状があるとすれば、それは月に何回出現しているか、などの頻度をまず尋ね、その後に症状が起こった際の苦痛感などを尋ねることで、症状の強さ（強度）を確認する。

そして点数が高いほど症状が悪いことを示しており、各症状でみると八点が最高である。またＣＡＰＳではこれらの各症状のスコアを合計することで、全体としての重症度を計測することもできる。つまりＣＡＰＳでは、ＰＴＳＤの有無と同時に、その重症度も測定できるという利点がある。

さて、生還生徒の各症状スコアの平均得点をみると、一瞥してほとんどのＰＴＳＤ症状がまんべんなく出現していることがわかる。しかも、四分の三の項目で平均スコアが四点を超えている。忘れたい記憶が意に反してよみがえってくるといった侵入性想起（Ｑ１）、あるいは睡眠障害（Q13）などは満点に近い。

これらの各症状スコアの総計である総合スコアは、九名の生徒の平均で八〇・二点にも達した。通常五〇点を超すと、臨床上、中等症以上の悪さと考えることが多い。八割にも達する有病率もさることながら、九名の総得点平均がこれほど高いというのは驚きである。生徒別の点数をみると、一〇〇点を超えている生徒もいたのである。

またCAPSには、PTSD症状のみならず、前述した生存罪責感情などを尋ねる項目も用意されている。たとえば自分の行動を責めていないか、あるいは生き残ったこと自体を責めていないか、などを尋ねるのである。PTSDの患者には、このような罪責感情がしばしば認められることから準備されている質問項目である。

その各生徒のスコアを図I-7に示す。PTSD症状と同様の手続きで尋ねていくので八点が満点であるが、図にあるように、多くの生徒に罪責感情が顕著に認められた。

そしてPTSD症状と抑うつには強い関連が認められた。たとえば抑うつ状態の査定に用いたSDS（四三ページ）の総合スコアとCAPSの総合スコアとは、常に強い正の相関があったのである（図I-8）。多くの生還生徒がPTSDのみならず強い抑うつ状態に陥ってしまったことが、こうしたデータからもよくわかる。

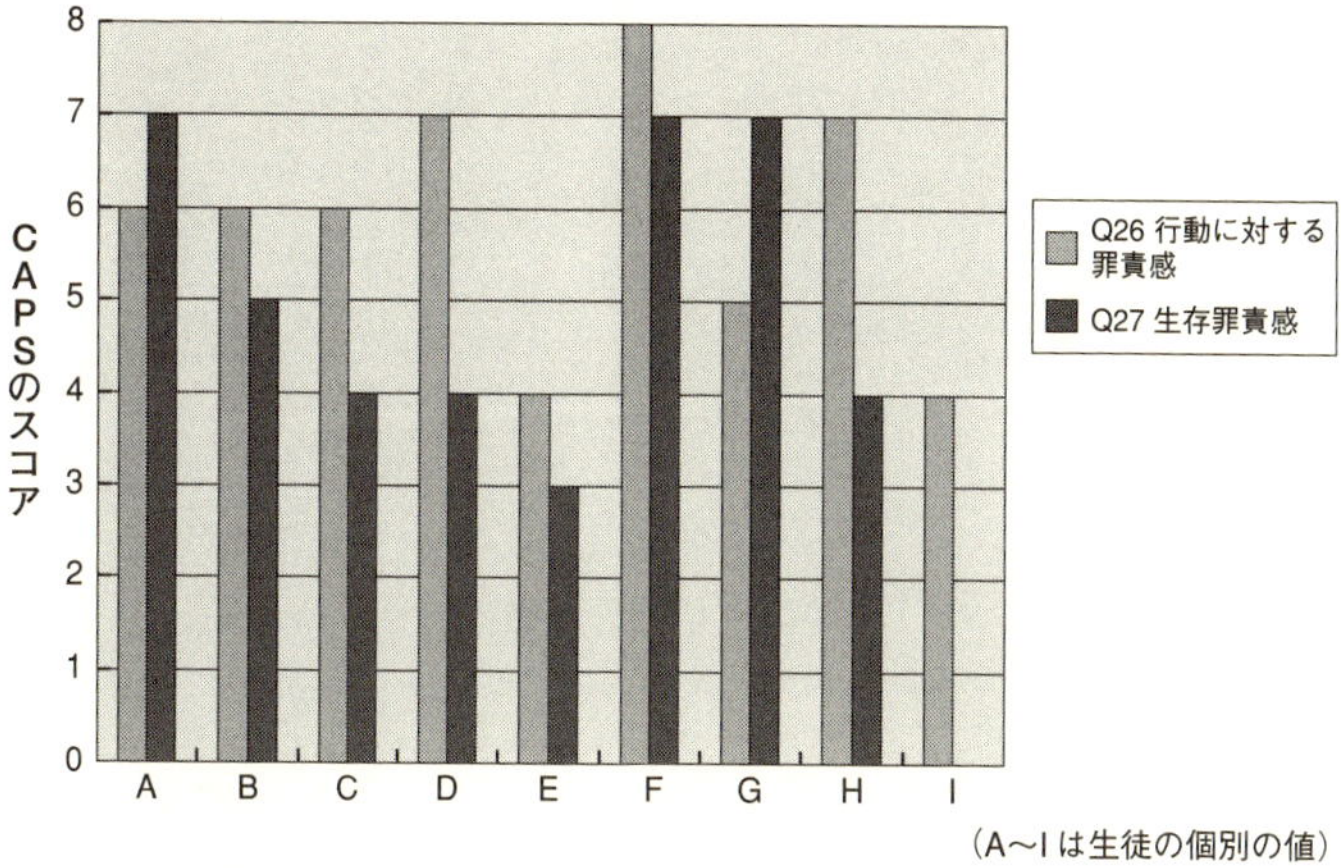

図Ⅰ-7　罪責感情の強さ

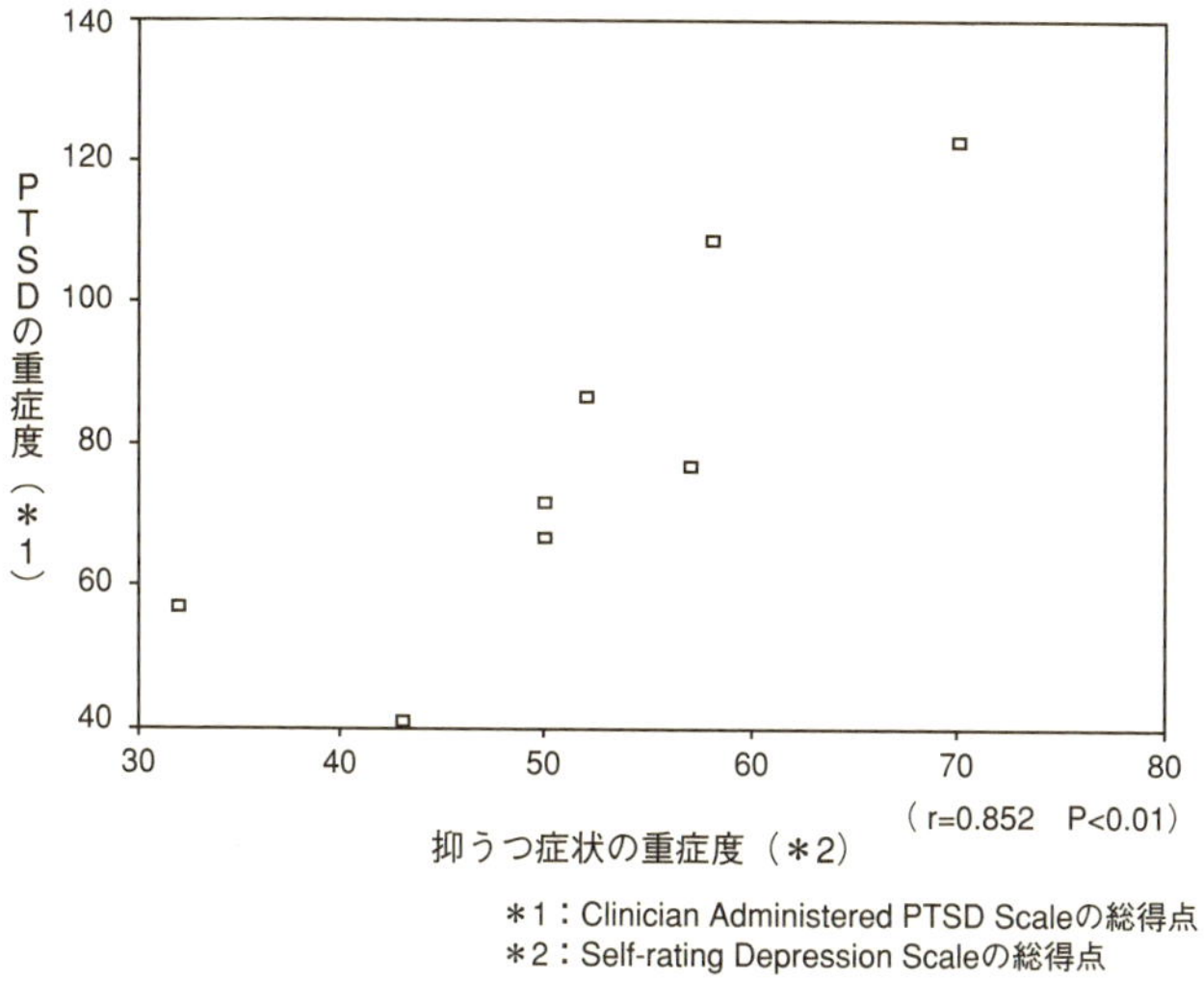

図Ⅰ-8　PTSD重症度と抑うつ重症度との相関

8　査定チームの方針

さて、保健所での調査がすべて終了した十一日午後、所長をはじめ関係者が全員集まって会議が開かれた。生徒の結果を報告したが、大変重苦しい雰囲気に包まれた。保健師など多くの職員が調査面接に同席していたので、彼らの悲惨な状況は、よく伝わっていた。

しかしすでに事故直後から、保健所の職員は夜遅くまで行方不明者家族や生還者の対応に追われ、疲れきっていた。職員から「一体今後、私たちはどうしたらいいのでしょうか」という質問を向けられたとき、言葉につまってしまった。筆者自身、まさかこれほどひどいとは予想していなかったのである。

とりあえず以下のような点を確認した。

①　現在の状況では、ほとんどの生徒が当分の間登校できない。
②　かなり長期的なケアが必要となる。数年単位のスパンでケア計画を練るべきだ。
③　あきらかに専門的な治療が必要なケースが多い。積極的に治療をうながさなくてはならない。
④　もっとも心配なことは、自殺の発生である。危機介入的な手段を考えなければならない。

⑤　生徒や家族に対する積極的な啓発（心理教育）が必要である。

また当初は乗組員の調査も行う予定であったが、筆者らのチームでは生徒の査定だけで精一杯だった。ただちに「兵庫県こころのケアセンター」に連絡、加藤寛研究部長に、乗組員の調査をお願いした。

同時に、医療と学校の協力が欠かせないことから、地元の専門病院と宇和島水産高校にも調査内容を報告し、協力を要請した。

調査を終えて久留米への帰途に着くとき、チームのメンバーはもう憔悴しきっていた。結果の悪さに暗澹《あんたん》としていた。ただ、生徒や家族の苦しんでいる姿をこれだけ見せられると、われわれのチームは調査だけすればいいのかという気持ちを拭い去れなかった。ちょうど、レントゲン写真を見て、「ああ、悪いですね、あとはみなさんで頑張ってください」と言うようなものだった。

さらに保健所のスタッフ、所長をはじめ、保健師、事務方が必死になってこの難局にあたろうとしていたことはよく理解できた。われわれは、まるで後ろ髪を引かれるような思いで帰途についたのである。

四国からの帰りのフェリーの中でも、生徒や家族の顔、あるいは保健所のスタッフの顔が脳裏から離れなかった。結局、フェリーの中でチーム員と話し合い、なるべく毎月ここに来ようと決めた。

ただしそれでは、大学病院の診療に大変な迷惑をかけてしまう。大学にもどるとすぐに、前田久雄教授（当時）に事態を報告、継続的な関与について討議した。教授からは、ことの重大性から考えて、これは大学でやるべき責務であろう、できる限りの協力をするようにという助言があった。

こうして、筆者をはじめ、久留米大学チームの、以後五年間にわたる被災者との関わりが始まった。調査もさることながら、よりケアに重点をおいた関わりが始まったのである。

今、振り返ってみると、筆者やチームスタッフの熱意がこのような決意をもたらしたのではなかった。そのような情熱は、最初の三日間の調査で、吹っ飛んでしまった。

以後、われわれのチームがえひめ丸事故被災者のケアに深く関わっていったのは、ひとえに生徒たちを置き去りにしたのではないかという罪責感であった。著者だけでなく、おそらくほかのスタッフも同様の思いをしていただろう。まるで、生徒たちの罪責感情が乗り移ったかのようだった。

注　カットオフポイント（四四ページ）　なんらかの疾患を発見、特定するために行うスクリーニングテストの際に用いられる用語。この値以上の得点があれば、その疾患に罹患している可能性が高いと推測される。精神科領域で用いる多くの質問紙には、このカットオフポイントが設けられている。

◆参考文献

(1) Asukai, N., Kato, H., Kawamura, N. et al.: Reliability and validity of the Japanese-language version of the impact of event scale-revised (IES-R-J): four studies of different traumatic events. Journal of Nervous and Mental Disease, 190; 175-182, 2002.

(2) 前田正治、中原　功、富田伸他「ガルーダ機事故が被災者に及ぼした精神的影響について」『精神科治療学』一三、九八一―九八五、一九九八

(3) 前田正治、丸岡隆之、寺本辰之、前田久雄「えひめ丸事故が及ぼした精神的影響：帰還生徒に対する八カ月追跡調査」『臨床精神医学』三一、一五八―一六四、二〇〇二

(4) 前田正治、比嘉美弥「輸送災害と外傷性ストレス反応―船舶・航空・鉄道事故に関する研究総説―」『トラウマティック・ストレス』四、四九―六〇、二〇〇六

(5) Maeda, M., Maruoka, T., Maeda, H.: Psychological consequences for students who survived the

第2章　生還生徒の苦悩　62

(6)

Ehime Maru accident: A 26-months follow-up study. In: (ed.), Kato, N., Kawano, M., Pitman, R. K. PTSD: Brain Mechanisms and Clinical Implications. New York, Springer, p.193-202, 2006.

森山成彬「重度ストレス反応および適応障害の概念と歴史的展望」　浅井昌弘、牛島定信、倉地正佳他編『臨床精神医学講座5　神経症性障害・ストレス関連障害』中山書店、東京、三五―四八、一九九七

第3章　一体、生徒に何があったのか

本章では、前章に引き続き、生還生徒の苦悩について触れていく。とくに、一体なぜこれほどまで生徒のトラウマ反応が強かったのかについて考察する。このえひめ丸事故が残した、非常に大きな教訓がここにある。

この生徒のトラウマ反応を考えたとき、事故の凄惨さもさることながら、事故前の生徒の状況をつぶさに考えることが非常に大切である。まず、生徒たちが在籍し、強い愛着をもっていた宇和島水産高校について述べてみたい。

1　愛媛県立宇和島水産高校

いうまでもなく日本は海洋国家である。水産高校教育もまた、富国強兵策の一環として明治時代から始められ、日本の海洋資源の確保に重要な役割を果たしてきた。海洋実習もまた熱心に行われてきたが、当時は実習船といっても名ばかりで、数十トン程度の、普通の沿岸漁船に毛の生えたようなものだった。それでも太平洋戦争時は、相当の実習船が海軍に徴用され、実習船もまた艦載機などの攻撃にあい、沈没の憂き目にあっている。(6)

本格的な遠洋海洋実習が始まったのは、戦後に入ってからである。宇和島水産高校もまた、終戦のその年に愛媛県最初の水産高校として誕生している（当時は愛媛県立水産高校と称していた）。初代のえひめ丸（当時は愛媛丸）が竣工したのは一九五七年で、大きさは二一四トンと、事故当時のえひめ丸の半分もなかった。

学科も最初は漁業科（定員五十名）だけだったが、水産業の高まりとともに機関科や生産製造科なども新設され、受け入れ生徒の数も増えていった。事故当時は、海洋漁業科、海洋工学科、水産食品科、水産増殖科、の四科が全日制として設けられていた。この中で、ハワイへの遠洋航海実習に参加するのは、海洋漁業科、海洋工学科（現在は海洋技術科に統合）の生徒で、二年生になって参加する。その後は、海技士の資格取得などを目指す。男女共学ではあるが、圧倒的に男性が多い。

ただ最近の水産業の不振、あるいは少子化のあおりなどを受けて、全国の水産高校をとりまく現状も厳しくなっている。そのような中で、ハワイまでの遠洋実習を行うというのは、宇和島水産高校にとっても重要なイベントであった。

もちろんこの実習は、修学旅行のような気楽さで参加できるわけではない。なにしろ二カ月もの間、生徒たちは船酔いに苦しみながら、五〇〇トン足らずの船でお互い身を寄せ合って生活するのである。しかも、ハワイ以外は無寄港の航海なのだ。

しかし、それでも多くの生徒にとって、このハワイまでの実習に参加することは重要な目標であり、航海そのものは苦しくあっても、わくわくするような、スリルに満ちた楽しみであった。

そして、生徒の多くは、なんらかの形で水産業に携わることを希望していた。宇和島市あたりを南予と呼ぶが、ほとんどの生徒がこの南予出身で、しばしば親も水産業を営んでいた。もちろん、船乗りになることが子どもの頃からの大きな夢だったという生徒も少なくない。このような生徒の特性も、事故後のトラウマ反応形成に大きな影響を与えた。

2　第一次調査後の生還生徒

前章で述べたように、帰還生徒の第一次メンタルヘルス調査結果は深刻なものだった。そこで、のちの章で詳しく述べられているように、保健師の熱心な活動を通して、医療機関への受診が積極的にうながされた。

しかし、生徒はなかなか病院やクリニックに行きたがらなかった。当初は、親も医療機関への受診には抵抗があった。精神医療に対する敷居の高さである。

また残念なことに、非常にまれな副作用（抗うつ薬によるジストニア[注1]）が、たまたま最初に受診した生徒に出現してしまった。やはり精神科治療は危険だという認識が、あっという間に生徒や親の間に広まってしまった。治療を受けてみようという機運は、急速にしぼんでしまった。

そこで以後、もっぱら親を中心に保健所で心理教育[注2]を続け、医療の必要性を訴えたが、受診に対する抵抗感は予想以上のものだった。親のほうは、毎日苦しんでいる子どもを見て、さすがに受診をうながすようになったけれども、生徒の受診への抵抗感は強いままだった。

しかし、生徒らのほとんどは、相変わらず学校にはまったく行けなかった。一、二名がかろうじて登校をしていたが、あとの生徒は家に引きこもったままだった。マスコミの取材の影響もあっただろうが、外出も夜、人目を避けてひっそりとしているような有様だった。生徒たちは、まるで犯罪を犯して自宅で蟄居《ちっきょ》しているようにもみえた。

また彼らの多くは、今回の事件に遭遇しなかったクラスメートとの交流も極力避けるようになった。みな事故前までは仲がよかったのにもかかわらずである。学校の先生たちもまた心配して、生徒たちに声をかけたものの、積極的に相談しようという生徒はほとんどいなかった。

一方、事故から生還した生徒どうしの交流は、ささやかだが続けられた。携帯電話でやりとりしたり、あるいは夜ひっそりと出会ったりして、情報を交換したり、悩みを語り合ったりしていた。しかし概して、そのような被災者どうしの集まりでさえ、非常に限定的なものだった。別章で詳しく述べられているように、親が毎週、保健所に熱心に集まっているのとはまるで対照的だった。

その親にとって非常に困ったことは、この生還生徒たちの昼夜のリズムがまったく壊れてしまったことである。参考までに、当時のある二人の生徒の睡眠日誌を、図Ⅰ-9、図Ⅰ-10に載せている。これは、事故後五カ月ほどたった七月の状況（夏休み前）であるが、二人とも昼夜のリズムがばらばらであることがわかる。これは覚醒亢進症状など、ＰＴＳＤ症状の強さがもたらしたものだろうが、多くの生徒にこのような睡眠覚醒リズムの障害が認められた。そして、このような状況では、生徒が学校に行くなど無理難題というほかなかった。

そして多くの親もまた、眠らない生徒たちを心配して眠れない夜が続き、親子そろって疲弊の度が強まっていた。

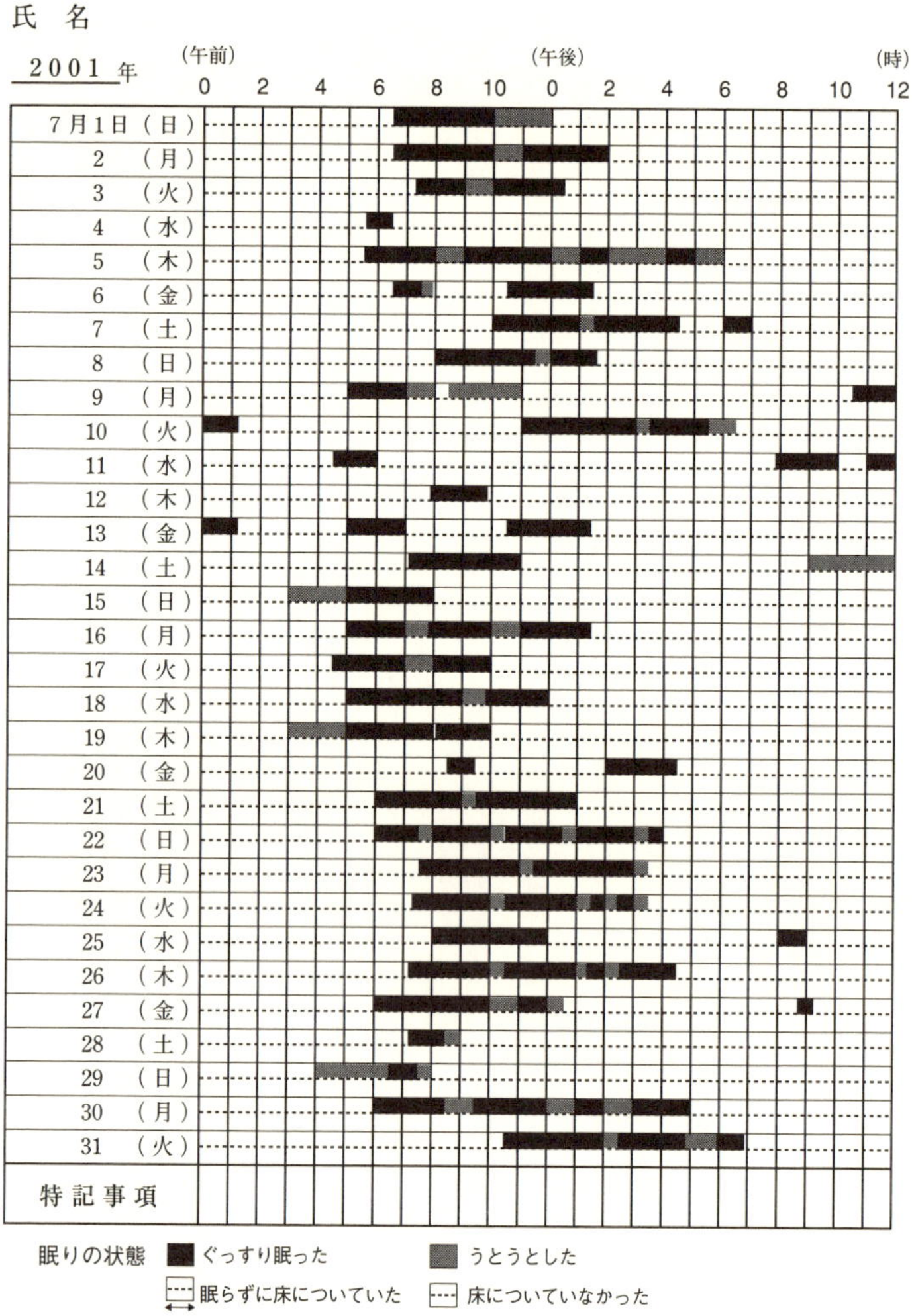

図I-9　生徒Aの睡眠日誌

事故後半年たっているが、入眠は朝5、6時である。完全に昼夜逆転している。

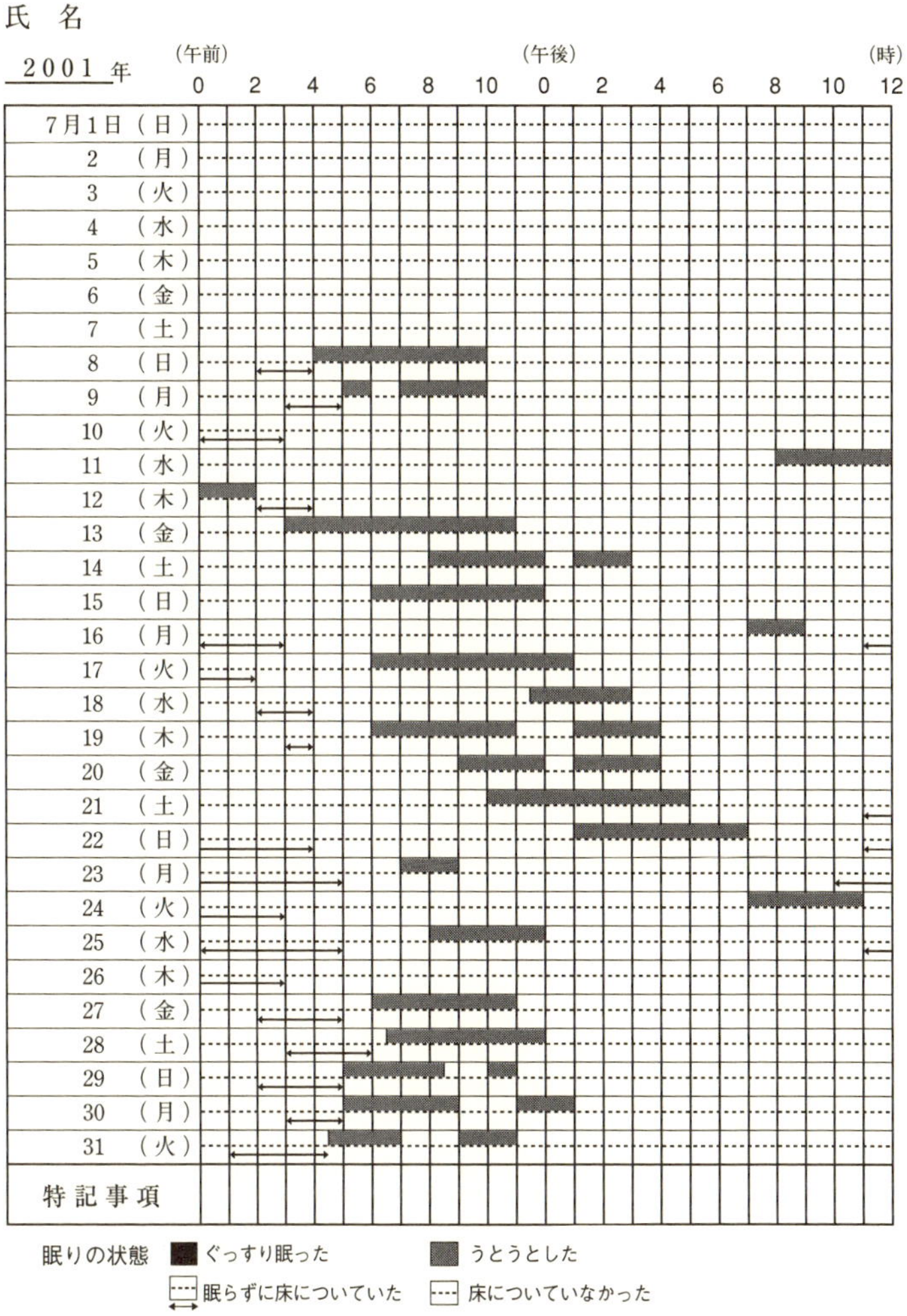

図Ⅰ-10　生徒Bの睡眠日誌

同じく事故後5カ月を過ぎた頃の睡眠日誌。まったく不規則な睡眠リズム。中途覚醒もあり、睡眠時間もかなり短い。

学校のほうでも担任教師による家庭訪問を続けるなど、なんとか生徒を学校にもどそうとしたが、それは非常に困難な作業だった。もっとも学校自体、未曾有の事故を受けて、その対応に追われていた。なんといっても四名もの行方不明者の生徒がいるのである。メディアスクラムも、とくに学校に対してはひどいもので、再三の報道自粛要請にもかかわらず、個別取材は跡を絶たなかった。

そんな状態が事故後数カ月続いた。そして八月になって、前章で述べた経過で、えひめ丸の引き揚げが決まった。彼らもまた待ち望んでいたことではあったが、まもなく彼らに危機が訪れた。

3　えひめ丸の引き揚げと生徒の危機

えひめ丸の引き揚げが決まったとき、たしかに生還生徒はみな、それを歓迎した。しかし、彼らが心底それを望んでいたかどうかは疑わしい。というのは、多くの生徒は帰国してからも、級友が事故で死亡したことを受け止められずにいたからである。

「あいつは水泳がうまかったから、どこかの島で生きているのではないか」とか、「記憶を失ってハワイのどこかで生活しているのではないか」といったふうに想像することも多かった。時には、「宇和島市内で、あいつ（行方不明の級友）が歩いているのを見た」といったありえない話も、まことしやかに生徒間で流れた。生還生徒のある親は、次のような話を筆者にした。

「いや、時々息子が自分の部屋で、（行方不明の級友と）音楽を聴いて楽しんでいるようなんですよ。そんな声が聞こえるんです」


そして、八月にえひめ丸の引き揚げが決まったとき、生還生徒たちは口々に「ハワイに行って船体の引き揚げを見てみたい」という希望を表明した。第1章で書いたように、彼らは事故後、行方不明者を残して帰国することには大変抵抗した。みんなで一緒に日本の土を踏みたいという思いからだった。したがってハワイにもどることは彼らの念願でもあった。

そのような彼らの無念はわかる。しかし筆者には、当時彼らが現実にハワイに行けるとはとても思えなかった。いまだに、彼らのほとんどは家に引きこもったままだったのである。

また彼らはハワイに行って、現場海域に花を手向けたいという。ＰＴＳＤの回避症状のため、近海で船に乗ることすらできないのに、ハワイの事故現場に船で行きたいというのである。筆者には、まるで非現実的な話に思えた。

一体彼らは、ハワイで何を求めているのだろうか。彼らはまるで級友と「再会する」かのような気持ちでいるのではないか。彼らが実際に出会うのは、級友の無残な「遺体」である。筆者には、彼らがその覚悟をしているようにはみえなかった。

保健所スタッフと話し合い、とにかくこの問題について、生徒と夜を徹してでも話し合おうということになった。そのため宇和島市付近のキャンプ場を借り切り、寺本所長以下保健所スタッフや学校関係者とともに赴いた。

生徒たちも、このとき事故後はじめて全員が顔をそろえた。彼らは、ハワイ行きの希望を伝えようと必死だった。しかしわれわれも必死だった。詳しい引き揚げのプランを彼らに提示し、遺体がどのような状態で引き揚げられるか、あるいはそのとき、遺族はどのような反応をするかなど詳細に予想を伝えた。生徒たちはいらいらし、また時には怒声もとんだ。

しかし話し合いを進めていくにつれ、生徒たちの多くはハワイ行きを断念するようになった。ごくわずかの生徒がハワイ行きを望んだが、最終的には、「回復したら、なるべくみんな一緒にハワイに行って慰霊しよう」という目標を共有することでどうにか納得した。

この件で、筆者などは一部メディアから「ハワイで慰霊したいという生徒の真摯な気持ちを押さえつけた」として非難された。しかし今でも、キャンプを開くまでして彼らと真剣に話し合ったことはよかったと思っている。もし彼らがハワイに行っていたとして、引き揚げ時に彼らがどのような反応を起こすのか、またその際にはどのような対応を現地でとれるのか、われわれにも予測がつかなかったからである。

そして、実際に引き揚げが始まってみると、われわれの不安は的中した。遺体発見の報が次々と日本に届くたびに、生徒たちの精神症状は悪化の一途をたどった。生徒たちの多くは、級友の死亡が確認され、宇和島で法要が営まれても、そこに出席することはできなかった。「遺族にあわせる顔がない」というのが、彼らの多くに共通した思いだった。

そして葬儀に出席できないことで、ますます彼らの自責感は強まっていく。まったくの悪循環だった。

あらかた遺体の回収が終わった十月二十四日から三日間、第二回目のメンタルヘルス調査が実施されたが、結果は惨憺《さんたん》たるものだった。事故後半年を経過していたが、生徒に回復の兆しはほとんど認められなかった。回復どころか、生徒たちの精神症状はいっそうひどくなっていた。ＰＴＳＤと診断された者も、第一次調査時よりもむしろ一名増えていたほどである。

より深刻な事態だったのは、抑うつ症状の悪化である。生存罪責感情はいっそう強まり、「もう死んだほうがましだ」といった自殺念慮を抱くものもいた。まさに危機状況だった。のちに詳述するが、結局この段階で、三名の生徒が久留米大学病院に入院することが決まったのである。

4　なぜ、これほど生還生徒は苦しんだのか

それにしても、なぜ生徒はこのような状態に陥ってしまったのだろうか。乗組員の調査結果と比較すると、生徒の状態がいかにひどかったかが浮かび上がってくる。誤解ないよう付言すると、乗組員のトラウマ反応も決して小さくはなかった。第Ⅱ部第1章でも扱われるように、非常にトラウマ反応が深刻な乗組員も少なからずいた。過去の災害・事故研究と比較しても、事故後の乗組員のトラウマ反応が少なかったとはとてもいえない。

ところで、われわれの査定チームが現地に入ったとき、筆者が心配したのはむしろ乗組員のほうであった。なぜならば生徒に比べると乗組員のほうが、救助などに関して責任感を抱く人が多いだろう。したがって、乗組員のほうが罪責感情が強いのではないかと考えられたからで

ある。

たとえば一九八九年に英国のケグワース村で起こった航空機事故（四十八名死亡）の際には、約半数の乗客がＰＴＳＤに罹患していたが、乗務員のほうがＰＴＳＤも抑うつもともにはるかに強かった[3]。一般に、このような輸送災害の場合、乗務員や乗組員のほうが、職責を伴う分だけトラウマ反応が強い。

ところが今回の事故では、まるで違う様相を呈した。実際のＰＴＳＤの有病率をみると、生徒の七八％に対し、乗組員のそれは一三％だった。うつ病にいたっては、生徒の六七％に対し、乗組員のそれは六％に過ぎなかった。これほど両者に乖離があるとは調査前には予想もしなかったことだった。つまるところ問題は、生徒の異常に高い有病率であり、なぜこのように異常に高い有病率になったのかが、治療やケアにあたって問われていた。

過去に、特定の集団でこれほどの高い有病率を呈した輸送災害の報告は、筆者が知る限りない。生徒と乗組員は、あたかも別の事故に遭遇したかのようであった。

一体、生き残った生徒たちに何があったのだろうか。

生徒の病状の悪さについて、もっとも容易な説明は、生徒たちの事故に対する心の準備が乏しかったことである。

(1) 事故準備性

日本では、最近でも、例年五百から六百名前後が海難事故で死亡、負傷している（国土交通省調べ）。命を落とすのは圧倒的に船員が多く、毎年百名前後が死亡し、行方不明者も多い。

このような危険な職務に長くついた船員は、少なからず身の危険にさらされた体験をもっている。当然、事故に対する心構えも、あるいは僚友の死に対する心構えも、生徒とは違う。実際に多くの船員は、今回の事故で強いトラウマ反応を起こしたものの、事故自体は「自分たちの力では到底対処できなかった」ものと考えていた。悪いのは、当然潜水艦である。

このような現実的で妥当な認知のゆえ、乗組員の罪責感はそれほど強いものにならなかった。そして乗組員のほうが、はるかに早く僚友の死を受け止めることができたのである。

しかし、この事故準備性の違いだけで、これほどの生徒と乗組員の有病率の違いを説明できるだろうか。少なくともこれまでの研究では、乗組員のほうが乗客・旅客よりも、あるいは職務歴の長い者のほうが短い者よりもトラウマ反応が少ないという報告はそれほど多くない。たとえば前述のケグワース村墜落事故では、もっとも深刻な抑うつ状態を呈したのは、もっとも

経験豊かな機長だった。(5)

たしかに、事故準備性が被災者の事故後のトラウマ回復に果たす役割は少なくないだろう。それは、ある種のレジリエンス（トラウマに対する反発力）となりうる。しかしながら、想定の範囲をはるかに超えた今回のような惨事は、被災者個人の事故準備性をも凌駕《りょうが》してしまいかねない。

繰り返しになるが、乗組員のトラウマ反応が軽いわけでは決してなかった。彼らの多くも、深刻なトラウマ反応に苦しんでいた。ただより問題であったのは、生徒の反応が強すぎることだった。

(2)　戦争帰還兵のモデル

調査やケアを進めていくうちに、筆者の中では、生還生徒の病状を考えるのに、通常の輸送災害を念頭においてよいのか、大きな疑問がわいてきた。若い男性集団の中で、しかも凝集性や同質性が高い男性集団の中で、一度に多くの人が命を落とす。これは、まさに戦争兵士のモデルではないかという思いが強くなったのである。

そう思うきっかけとなったのは、第一次調査の際の、ある生徒の言葉からだった。「僕らは互いに戦友として生きていきます」。その言葉を聞いたとき、彼の思いつめたような表情とともに、なぜそのような言葉を彼が発したのか、筆者はある種の違和感を覚えた。しかし時間がたつにつれ、彼の言った言葉の意味を感じとることができるようになった。

よく知られていることだが、ＰＴＳＤ概念の出自は戦争である。とくにベトナム戦争の帰還兵の研究は、ＰＴＳＤ概念の成立に決定的な役割を果たした。のちにアラン・ヤングが批判的に展望したように、ＰＴＳＤ診断概念の成立をめぐっては、たしかに帰還兵の政治的運動も大きかった。[8] しかし換言すれば、それほどまでにベトナム戦争帰還兵の存在は、米国社会にとって憂慮すべきものだった。

ベトナム戦争から帰還した兵士たちの多くが、悪夢やフラッシュバックといったＰＴＳＤ症状に悩まされた。しかもかなりの長期にわたってである。たとえばクルカからの報告[4]によると、ベトナム戦争から約二十年を経過してもなお、一五％の帰還兵がＰＴＳＤ症状に苦しめられていた。

また兵士たちが苦しんだのは、自分たちが生き残ってしまったことへの強い罪責感情であった。多くの帰還兵が、戦友を戦場に残してきたことを後悔していた。彼らはもちろん戦場にあっては、帰国の日を心待ちに望んでいた。しかし実際に帰国した彼らを待っていたのは、ベトナム戦争に批判的な世論だった。

そして、彼らの多くは、幸せを感じとることがなかなかできなかった。結婚や出産といった望ましいエピソードは逆に彼らを苦しめた。しばしば彼らは家族に暴力を振るい、また薬物やアルコールに耽溺していった。

一例をあげてみよう。ベトナムから帰還したリチャードという兵は、その後ＰＴＳＤ症状に苦しみ、アルコールや薬物に走ってしまい、結局入院生活まで送る。以下は彼の言葉である。(1)

「俺は、ベトナムのことを思い出さなかった日はなかった。いろんなことの記憶が残っていてね。俺にとって信じられないのは、俺の人生の一年が、その後の二十七年間の人生をどれほど狂わせちまったかということだ。いや、もうすべて変わったといってもいい。俺は時として思う。自分の身体の一部はそこ（ベトナム）で死んだんじゃないかとね。なんとかして、死んだ一部を引きもどそうとしたり、あるいはあきらめたり、結局俺はすでに半分死に、半分だけ生きている感じだ」

たしかに生還生徒の様子は、このような帰還兵の様子と通じるものがある。人生の変容感、それまでの人生との離断感、あるいは生きている実感のなさ、等々。

「すでに半分死に、半分だけ生きている感じ」というのは、生徒にも共通する感覚であった。

(3)　生存罪責感情

また一般に、戦争帰還兵は、なかなか戦死した戦友の家を訪問できない。戦死した戦友の家族におめおめ顔をあわせられないという思いからだ。

生還生徒らもまた、亡くなった級友の家に訪問し、位牌に手を合わせ焼香することができなかった。遺族の多くは、生還した生徒から息子の最期の様子を聞きたいと望んだが、生還生徒にとっては遺族に顔向けできないという気持ちが強かったのである。

このような生徒の特有の強い生存罪責感情は、通常の輸送災害時の乗客にはおよそみられないことである。輸送災害の多くでは、乗客はたまたま乗り合わせただけの集団である。これほどの生存罪責感情はわかないのが普通である。

一方、えひめ丸事故の生還生徒は、事故前およそ二年間にわたって同じ学び舎で机を並べた仲間である。なにより一カ月もの厳しい航海実習で否応なしに凝集性は高められたことだろう。

ただ仲間との連帯という面では、乗組員もまた凝集性が強かった。いや、乗組員のほうが生徒よりはるかに長くえひめ丸に乗っていたことを考えると、連帯感は乗組員のほうが強かったのかもしれない。なにより乗組員は、えひめ丸自体に対する愛着が大変強かった。そこは職場であり、生活の場でもあったからだ。したがって乗組員にとって、えひめ丸が沈んだこと、そのこと自体が大変大きなストレス因となって、のちにのしかかってくる。
そう考えると、生徒の有病率の高さは、ある程度帰還兵モデルで説明できるにせよ、乗組員との相違は説明がつかない。

(4) 思春期の兵士たち

生徒の状態の悪さをどう理解していいのか、理解できず途方にくれていたとき、生徒の病状の理解に大きなヒントを与えてくれる、一つの興味深い文献に出会った。バン・デア・コークが書いた「ＰＴＳＤに対する青春期の脆弱性（Adolescent vulnerability to posttraumatic stress disorder」(7)という論文である。

バン・デア・コークは、現在ではＰＴＳＤの臨床研究家として、つとに著名な人物である。彼は、当初精神分析の薫陶《くんとう》を受けていたが、ベトナム戦争帰還兵の悪夢の出現に関心を抱き、帰還兵に対する調査研究を始めた。すると、非常に興味深いデータに向かい合うことになる。

ＰＴＳＤに罹患した帰還兵士を調べてみると、十八歳時にベトナム戦争に従事していた兵士の圧倒的多くにＰＴＳＤが発症していたのである。それ以上の年齢の兵士たちと比べてみても、有意に高い発症率だった。バン・デア・コークは、この帰還兵士たちに詳細なインタビューを行い、ほかに何か違いがないかを調べた。意外にも、訓練内容や経験した戦闘内容の相違とPTSD発症にはあまり関連がなかった。やはり従軍年齢がもっともPTSD発症に寄与しているようだった。

そこで、この十八歳従軍の若年兵士と、そうでない兵士とを仔細に分析してみると、いくつかの興味深い相違点が見出せた。若年兵士らはいずれも所属部隊に対する忠誠心が非常に強く、たとえば部隊名を刺青で入れるなどの行為をしていた。すなわち、部隊帰属性、あるいは集団同一性が非常に高かったのである。

また、それゆえ彼らは仲間の死に非常に動揺した。仲間の死を契機に、多くの若年兵士が深刻な悲嘆を示し、そしてPTSDを発症した。そればかりか、彼らの多くは「ベトコン」[注3]に対し強い憎悪感や復讐心を抱き、さらには実際に残虐行為に手を染めた。

なぜこのように若年兵士が、仲間の死にこれほど強い反応をしたのだろうか。バン・デア・コークは、この最大の要因として、青春期心性をあげた。彼は、仲間の死が若年兵士に対象喪失を超えた過度な自己愛の傷つきをもたらしたと考えた。そして、それが彼らの深刻なトラウマ反応の源になったと考えたのである。いわば「分身の死」である。のちに彼は、このような考えはコフートの鏡像理論を緩用したと述べている。[(7)]

彼は、従軍当時、若年の兵士だったある例を紹介している。

「戦後弁護士になった海兵隊軍曹は、戦場で死んでいった多くの戦友の死を思い出させるようなひどい悪夢を見つづけていた。しかし彼は、薬物療法によって悪夢を食い止める試みはすべて拒絶してしまった。なぜなら、彼は戦友の死が無駄に終わらないように、彼らの死の記念として悪夢を見なければならないと感じていたのである。またこうしたことは、現在の生活のほかの大切な人たちにはわかってもらえなかった。彼はめったに子どもたちと時間を過ごさなくなり、子どもの誕生のように心が動かされるときには、すぐに情緒的に引きこもり、戦友の死に没頭してしまうのであった」

生還生徒らもまた、帰還したことになんら喜びを感じることができず、かわりに悔悟《かいご》と自責があった。彼らもまた、最初誰からの支援をも拒絶し、そして引きこもってしまっていた。ある生徒は毎日夜になると、じっと死んだ生徒の写真を見つめていた。彼はもちろんクラスメートの死を悼んでいた。しかし同時に、彼はまたその写真を通して自分を見つめていたように思う。そして、おそらく自分のできなかったこと、仲間を助けられなかったこと、それらの記憶が彼の頭の中で渦巻いていたのでないかと思う。

(5)　青春期と同一性

さて、青春期の同一性をめぐる問題に大きく着目したのは、エリック・エリクソンである。彼は青春期の同一性について、次のような有名な言葉でその特徴を表現している。「(青春期の同一性は) 児童期のさまざまな同一性獲得の総和以上のものである」[(2)]

青春期例では、しばしば徒党を組み、そのリーダーに対して過剰な同一化を試みる。そのようにしてできた仲間集団では、大いなる忠誠心が求められ、仲間集団としての凝集性を維持するために、さまざまな規範が作られ、それを守ることが求められる。同じ考え、同じ持ち物、同じ印、等々。こうして家族以上のまとまりをもつ、高い凝集集団が形成される。[(2)]

先のバン・デア・コークは、若い新兵に対する軍の教練によって、彼と家族との絆は貶《おとし》められ、戦友を家族以上の存在とすることを強いられるとして、軍の訓練法を厳しく批判している。しかしながら、一般に青春期の仲間集団での帰属意識は大変強く、家族をとるか仲間をとるかといった二者選択は、しばしば踏み絵のように行われる。そして多くの場合、仲間を選択するのである。こうして「走れメロス」的世界が作り上げられる。

さて、このようにして家族以上の凝集性を帯びた仲間集団が築かれた場合、ベトナム従軍兵士やえひめ丸生徒のように一度に多くの仲間を失えば、生き残った者の苦しみはいかほどだろうか。生還生徒の思春期心性の存在こそ、そして思春期心性によって彩られた集団帰属感こそ、彼らがこれほど激しいトラウマ反応を呈したもっとも大きな原因ではなかろうか。

つまり、今回のえひめ丸事故生還生徒の臨床像は、若年の帰還兵士のそれときわめて類似したモデルと考えることができるだろう。

(6) 職業同一性の危機

この生還生徒らのさまざまなレベルでの同一性危機を考えるとき、もう一つ大きな問題を考えなければならない。本章のはじめにも述べたように、彼らの親は漁業関連の職業についていることが多く、彼らもまた「海の男」として生きていくことを目標としていた。それが多くの生徒の夢だったのである。

ところが、今回の事故への遭遇、そしてＰＴＳＤの発症で、彼らの多くは船に乗ることができなくなってしまった。彼らの職業上の夢は、遠くにかすみつつあった。

もし、今回の事故が修学旅行中であれば、少なくとも彼らの職業同一性の危機は招来しなかったであろう。たとえば列車事故やバス事故であれば、彼らはそれらの乗り物には当分は乗れなくなるだろう。しかしながら、船には乗れる。彼らの夢まで潰《つい》えることはなかっただろう。

しかし実際には、彼らは航海実習中にこの事故に巻き込まれた。彼らは仲間を失い、健康性を失い、かつ将来的な夢もまた失いつつあったのである。

注1　**ジストニア**（六六ページ）　抗精神病薬ではしばしば出現する副作用の一つ。頸部の不随意運動や眼球上転などが出現する。通常、パーキンソン治療薬の投与で速やかに改善する。抗うつ薬で出現することはまれ。

注2　**心理教育**（六六ページ）　精神疾患を患った当事者やその家族に対して行うカウンセリングの一つ。単に病気の説明を詳しく行うだけでなく、その苦悩を聞いたり、その対処法を伝えたりすることによって、当事者や家族に病気に立ち向かう勇気を与えること（エンパワーメント）を指す。

注3　**「ベトコン」**（八二ページ）　南ベトナム解放民族戦線の兵士たちことを、米軍は侮蔑と恐れをこめて「ベトコン」と称した。南ベトナムの戦場では、彼らのゲリラ活動に米軍は翻弄され、莫大な人的・物的消耗戦を強いられることとなった。米軍撤退後の一九七五年、侵攻してきた北ベトナム軍によってサイゴン政権は崩壊、南ベトナム解放民族戦線は北ベトナム軍に事実上吸収された。

◆参考文献

(1)　Chalsma, H. W.: The Chambers of memory: PTSD in the life stories of U.S. Vietnam veterans. Jason Aronson, London, p.194-197, 1998.

(2) Erikson, E. H.: Identity and the Life Cycle. W. W. Norton & Company, New York, 1980.
(3) Gregg, W., Medley, I., Fowler-Dixon, R. et al.: Psychological consequences of Kegworth air disaster. Br. J. Psychiatry, 167; 812-817, 1996.
(4) Kulka, R., Schlenger, W. E., Fairbank, J. A. et al.: Trauma and the Vietnam War Generation: Report of the Findings from the National Vietnam Veterans Readjustment Study. Brunner and Mazel, New York, 1990.
(5) Marks, M., Yule, W., de Silva, P.: Post-traumatic stress disorder in airplane cabin crew attendants. Aviat. Space Environ. Med., 65; 264-268, 1995.
(6) 中谷三男『海洋教育史 改訂版』成山堂書店、東京、一九九八
(7) van der Kolk, B. A.: Adolescent vulnerability to posttraumatic stress disorder. Psychiatry, 48; 365-370, 1985.
(8) Young, A.: The Harmony of Illusions（中井久夫、大月康義、下地明友他訳『ＰＴＳＤの医療人類学』みすず書房、東京、二〇〇一）

第4章　地域の苦闘

さて、本事故被災者に対するメンタルヘルスケアの大きな特徴は、学校や医療機関とともに、宇和島中央保健所（現・宇和島保健所）がきわめて重要な役割を果たしたことである。もちろん、地震のような自然災害被災者のメンタルヘルスケアに保健所が大きな役割を果たすこと、あるいは果たすべきであることに異を唱える人はいない。ただ今回のような事故災害、あるいは学校災害で保健所の活動がクローズアップされることは、きわめてまれである。しかし今回の事故においては、保健所は決定的ともいえる重要な役割を果たした。

では、それはどのような活動であったのだろうか。保健所活動の中でも、とくに生還生徒やその家族に対して行われた活動を中心に振り返ってみたい。それはまさに、悪戦苦闘の連続であった。本章では、まず事故発生から船体引き揚げまでの保健所活動を追うことにする。

その前にまず、ケアの舞台となった宇和島という地はどのようなところか、それを紹介して本章の始まりとしたい。

1　南予・宇和島

愛媛県（伊予）は四国の北に、瀬戸内海、そして豊後水道に面して、弓のように位置している（図Ⅰ-11）。東から東予、中予、南予と呼ばれ、宇和島市は南予の中心都市であるが、松山市からJR特急でも一時間三十分程度かかる。人口は九万人程度で、六十五歳以上の高齢者が約三割を占めるなど高齢化が進んでいる（平成十七年）。産業はみかんなど柑橘類の栽培のほか、リアス式海岸を利用したタイやハマチ、あるいは真珠の養殖が盛んである。ただし昨今の経済基盤の変容から、このような基幹産業は非常に苦しい経営を迫られているのが現状である。

さて意外なことに、江戸時代初期に宇和島を治めたのは伊達政宗の長子、秀宗である。以後、仙台伊達藩とは独立して宇和島伊達藩がこの地を治めた。宇和島は、松山がある中予から離れているうえ、このような特異な歴史から、伊予でも一風変わった存在であったようだ。たとえば伊予の諸藩が財政難であえいでいた頃、いち早く思い切った藩政改革に乗り出し、大きな成果をあげている。その経済的余裕から、幕末には他藩に先駆けていち早く蘭学・洋学を推奨し、海防力など軍備の増強に成功した。(2) さらに松山藩が幕藩体制の維持に躍起になっているのを尻目に、宇和島藩は土佐藩とともにさっさと大政奉還に踏み切ったのである。このように宇和島は、中予・東予とは一線を画した、ユニークな歴史をもっていた。

　一方宇和島は、その地名から島を連想する人も多い。実際には島ではないものの、四方を山に囲まれ、松山から列車で向かうと、さながら陸の孤島のように思うこともある。しかし司馬遼太郎はこの地を、次のような最大級の言葉で褒めちぎっている。少し長いが、よくこの地、この風土を表している言葉なので引用してみる。

「伊予は大国である。今治や松山、道後などの町のある伊予は上代からひらけ、人智も時勢の流れに敏感だが、南伊予はそれらから山々でさえぎられているため別天地、というよりも桃源郷のような観をなしてい

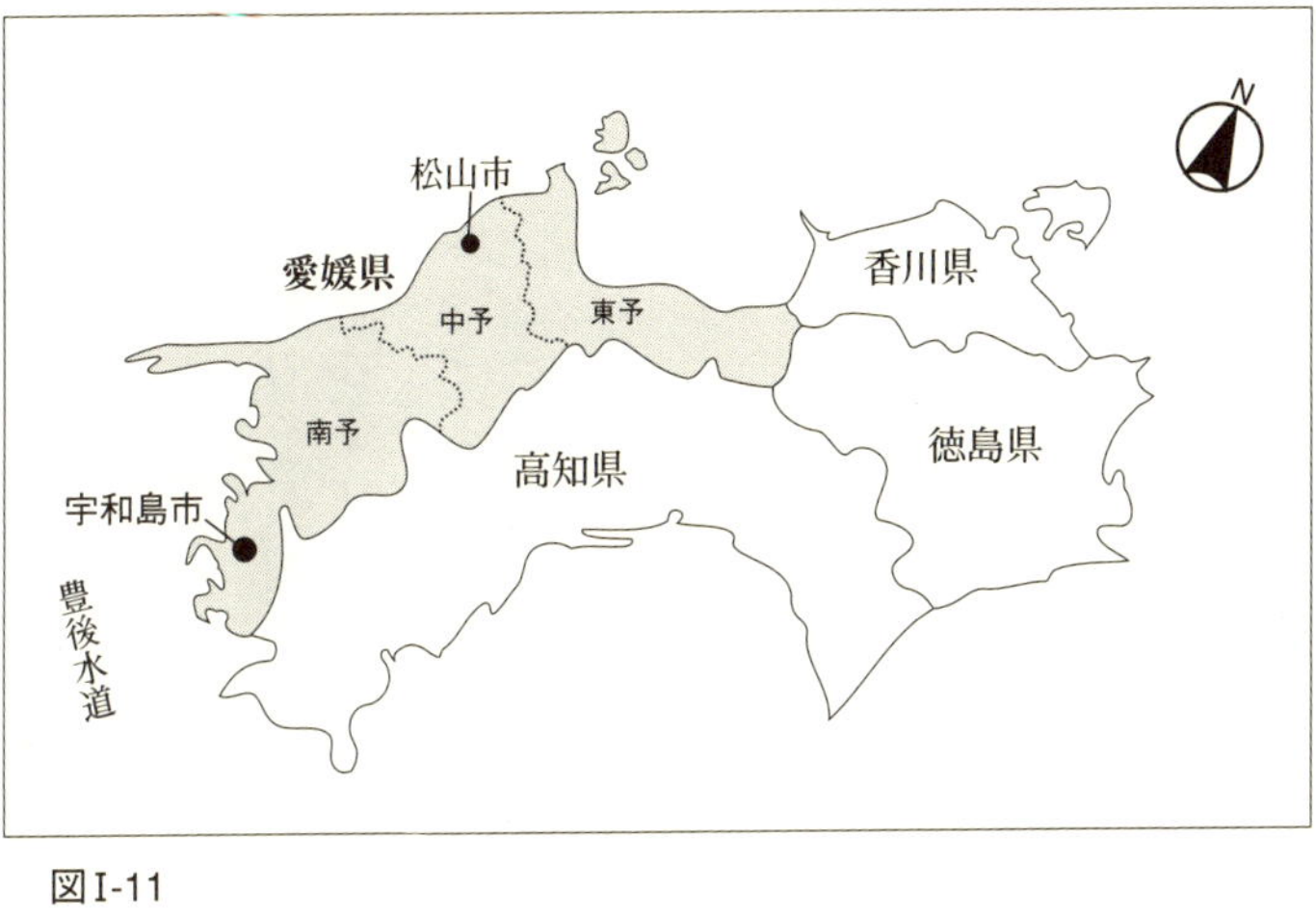

図Ⅰ-11

る。……外界には知られることが少なかったが、日本六十余州のなかでこの地ほど人間の居住地としてすぐれた土地は少ない。西には宇和海が入り込んで湖のような静かな湾をなし、海産物が豊かなうえに土佐湾の高峻にさえぎられて秋の野分（台風）がなく、しかも南国に位置するため気候は温暖であり、そのせいもあって、ひとびとの気質に圭角（かど）がすくなく、温和なのだろう。隣国の土佐のように地元から一国を統一する君主が興らなかったのも、争闘を好まぬ気分が土地にあるからにちがいない」[1]

実際、宇和島に何度も足を運ぶと、宇和島の温和な風土と人々の温厚さに、心を温められることも多い。しかしえひめ丸事故は、この静かな地に大きな混乱と悲しみをもたらした。

2　事故後二カ月――喧騒と混乱

事故当時の宇和島中央保健所所長は、寺本辰之である。彼は京都大学理学部を卒業して一般企業に就職したあと愛媛大学医学部に入りなおすという「変わり種」である。彼は学生時代、東大安田講堂攻防戦も身近で見つめていた全共闘世代であり、若い頃からなにがしかの社会的貢献を常に意識していた。また当時は、地方行政改革の一環として、全国で保健所の統廃合が進められている時期でもあり、保健所不要論すら公然と語られることがあった。寺本所長はそのような状況に対し、非常に危機感をもっており、保健所の新たな役割を模索している最中だった。

彼が事故の第一報を耳にしたのは、二月十日の夜、神戸の会合に出席しているときであった。事故のニュースを聞いてこれは大変なことが起こったと感じた。しかしそれは愛媛県人として、あるいは日本人としてであって、まさか自分の管轄する保健所が大きく関わる事態になるとは思ってもみなかった。

しかし、二月十三日に生徒たちの帰国が決まると、県庁の臨時部長会が開かれ、生還者への「心のケア」を積極的に行うことが決まった。それを受け、県保健福祉部長は寺本所長に対し、適切なケア体制をとるよう指示した。

たしかに保健所の重要な役割として、住民の健康危機管理、あるいは災害時の心のケア対策を講じることが求められている。しかし前者の危機管理とは、O157の集団発生や、毒物被害、あるいはテロなどの発生を念頭においているし、後者は地震や風水害のような自然災害を念頭においている。このような船舶事故被災者のケア、しかも高校生のケアなどは、およそ想定外のことであった。

こうした本庁からの指示を受け、寺本所長はただちに精神保健福祉係の係長に、心のケア対策を講じるよう指示した。当時の保健所の精神保健福祉係長は秦恭裕である。彼は、一旦は了承したものの、自分の係で引き受けるべきか、あるいは引き受けられるのかどうか相当悩んだ。係員の保健師に何度か「うちの係の仕事か」と問うたが、係員からは「やるとすれば、うちだろう」という返事しかなかった。

結局、秦係長は責任の重大さと成り行きの不透明さにおおいに不安を抱えながら、「こうなったらやるしかない」という一念で引き受けることを決意した。もちろん豊富な人材がいるわけではない。精神保健福祉係は、係長および保健師四名のあわせて五名しかいない。しかもみな、トラウマ被災者支援はまったくはじめての経験で、心のケア対策を講じるといっても雲をつかむような話だった。さらには、マスメディアも大挙して宇和島に押し寄せていて、学校や行政の一挙手一投足が注目を集めているという大変なプレッシャーの渦中にあった。

生徒が帰国した二月十三日、とりもあえず所長は、ハワイに行った校長の代わりに指揮をとっていた宇和島水産高校教頭に連絡し、なにか生還生徒への精神的支援をすることはないかと尋ねた。しかし、学校は学校で混乱の最中であったたし、なにより保健所と一緒に活動をするなどまったく経験がない。「何か困ったことがあったら学校側から依頼する」という返事しかなかった。

結局、保健所、本庁、精神保健福祉センター、あるいは児童相談所などの担当者が話し合い、帰国した生徒たちへの健康診断を行うことを決めた。二月十六日、生還生徒に対する健康診断が保健所で行われ、全員が受診した。生徒たちは、事故時に大量に重油を飲むなどの後遺症から癒えたわけではなかったし、あまり多くを語ろうとしなかった。地元の臨床心理士も面接したが、このような生徒の心情を汲み、あまり多くを尋ねなかった。生徒らは食欲も落ち、みな一様に体重がげっそり落ちていた。同時に音への過敏性、不眠、いらいらなどの精神症状も出現しているらしかった。

一方、周囲の「早く心のケアを！」という声とは別に、生徒たちの多くは「心のケア」という言葉には強く反発していた。生徒たちにしてみれば、当時精神的な問題と身体的問題とを切り離すことはできなかったし、なんといってもケアがどのようなものかよくわからなかった。「心が弱い」ととられてはたまらない。彼らのケアに対する反発、拒絶もまた強かった。

さて翌十七日には、保健師を総動員して行方不明者宅を訪問することにしたが、「迷惑」という家族の拒絶感も強く、二家族のみ、どうにか面接できただけであった。しかし、この日から、早くも行方不明者宅への本格的なアウトリーチ・サービスが始まったのは意義深い。[注1] 十九日には生還乗組員への健康診断が行われ、また宇和島水産高校への臨床心理士の派遣など、矢継ぎ早に対応策がとられていく。

一方、校長をはじめ学校関係者の疲労はピークに達していた。メディアの取材も苛烈を極め、関係者もまた満足に外出することさえままならなかった。なんらかのケアのためのアプローチをしようとすると、そこにマスコミが集まって、カメラが待ち構えているというような状況となっていたのである。そこで寺本所長は、むしろ記者会見のような代表取材をなるべく多くもち、記者との関係作りを重視し、一方で報道自粛を依頼した。

このような発想は、以前寺本が別の保健所所長をしていたとき、管内でO157が流行した際、メディアとの関係作りに苦労したことから生まれた。正確な情報が伝わらず、風評被害を招いてしまった苦い経験である。そこで、今回はむしろ公表すべきはするという積極的なプレス・リリースを行うこととした。これは、結果からいうと相当の成功を生んだ。しかし一方で、記者会見で細かく活動内容を報告するようなスタイルに対しては、現場のスタッフの抵抗もまた強かった。

このような暗中模索の中で、のちのケアの展開を考えると、非常に重要な動きが保健所にあった。それは生還生徒の親のための会合を早期の段階から保健所内で行ったことである。第一回目の会合は、二月二十二日夕方に設けられた。これは親の「不安なので集まる場所がほしい」という申し出を受けてスタートしたものだが、以後、長きにわたって保健所活動の一つの柱として機能するようになる。

しかし、よく考えると、なぜ学校でこのような活動をしなかったのか、なぜ保健所でこのような活動が行われたのか、不思議にも感じるかもしれない。学校がもうほとんど余裕がなかった、あるいは学校校門にマスコミがたむろしていて容易に近づけないなどの理由があった。しかし筆者は、もっと大きな理由があったものと解している。

当時、世間の注目、あるいは世間の同情は行方不明者家族にそのすべてが向けられていた。生還生徒や乗組員には、彼らの事故体験には関心が向けられたものの、彼らの心情を斟酌《しんしゃく》するような風潮はほとんどなかった。「生きて帰ってよかったね」とか、ひどい場合には「生きて帰っただけましし」などという反応が圧倒的で、それゆえ米国関係者の謝罪も、行方不明者家族に向けられ、生存者に向けられることはなかった。

すなわち生存者には、自分たちの苦悩を語ることは事実上封印されていたのである。とくに学校内でそれを語ることは、タブーにさえ感じられたようである。これは生きて帰ってきた者の負い目ともいえる。したがって学校外の場、行方不明者とは違う場、すなわち保健所で彼らのケアが事実上スタートしたのはきわめて理にかなったことであった。このように生存者と遺族との間の複雑な関係を考えると、別々の枠組みでケアを行うことは非常に大切である。

さて、こうして生還生徒の親たちは、保健所という集う場を得た。しかし、実際保健所に足を運んでくる家族は、生徒たちの具合の悪さに疲弊しきっていた。せっかく生きて帰ってきたのに、子どもには、わが家に帰れたという安堵の様子は微塵もない。それどころか、部屋に引きこもって、夜半中起きている。落ち着かず、いつもいらいらしていて、些細なことで怒鳴り散らすこともあった。家族はまるで腫れ物に触るように生徒に接していた。

そして保健所の集いの場では、次第に家族は怒りをあらわにするようになった。本来は怒りの対象は米国に向けられるべきであるが、それもかなわない。家族のやりきれない思いは行政に向き、県や保健所の対応を厳しく非難するようになった。しかし、怒りをぶつけられるほうの保健所スタッフはたまったものではない。たしかにえひめ丸は県籍の船であるが、今回はむしろ県側もまた被害者なのである。互いに、立場を超えて怒りをぶつけ合うことすらあった。

結局、この初期の親の会は三月末まで四回行われ、いったん中断のやむなきに至った。しかしこの時期、もっとも家族が不安に満ちているときに家族の怒りを受け止める場を保健所が設定したことは大いに評価すべきである。その後五年がたった頃、ある親は筆者に次のように語った。「あのときは、本当に保健所の方々には申し訳ないことをした。でもあのとき、私らの怒りを受け止めてくれたから、今がある。本当に感謝している」

さらに保健所は、事故後ずっと自宅に引きこもっている生徒の集える場を所内に作ろうとした。しかし、これはたちまちメディアの知るところとなり、保健所の玄関にカメラがずらっと並ぶという状況になった。結局、この試みもまたたった一回（三月五日）で中止せざるを得なくなった。

そのほか、生還乗組員宅への保健師訪問、あるいは二十四時間ホットラインの設置、さらにはあちこちの専門機関から情報を集めて独自の「心のケア」用パンフレットを作ったりと、昼夜の別ない熱心な支援が続けられた。また、このような被災者や家族への直接的な介入のほか、学校職員への研修、あるいは専門職に対するメンタルヘルス研修なども積極的に行われた。これらの仔細は、巻末の資料（二八一―二八四ページ）を参照してほしいが、保健所スタッフの能力を超えた活動が続き、彼らの疲弊もまたピークに達しつつあった。

ところで、やはり今後のケアを進めていくうえで、もう一つ重要な動きが行政で試みられた。それは関係機関が集まって、被災者支援のための連絡協議会（「えひめ丸沈没事故被災者等支援のための連絡協議会」）が作られたことである。本会は、もはや学校や保健所といった機関がばらばらに支援してもどうしようもならない、より中長期的な視点に立ち各機関が連携してこの難局に対処すべきという認識のもとに作られた。この連絡協議会の構成は、宇和島水産高校や保健所はもちろん、本庁健康増進課、近辺の市町村担当者、精神保健福祉センター、児童相談所、教育委員会、愛媛大学、地元病院（宇和島病院など）、県臨床心理士会など、実に幅広く多岐にわたる（図Ⅰ-12）。

二月二十八日に第一回目の連絡協議会が宇和島中央保健所内でもたれ、その後はおおよそ一カ月に一回のペースで定期的に開かれることとなった。そこでは、被災者や現況や問題点についての情報共有が図られ、重要な方針は本協議会で承認されることとなった。

ふり返ってみると、この時期、学校はもちろん、保健所もまたできることはなんでも片っ端から取り組んだともいえる。残念ながら、生還生徒らの回復はまったくみられなかったが、それは必ずしも学校や保健所における支援活動の失敗を意味したものではない。えひめ丸沈没事故自体が凄惨なものであり、どのような支援を行っても、当時の生徒らにはそれほど大きな変化は認めなかっただろう。すなわち、誤解を恐れずいえば、こんなものなのだろう。

しかし、だからといって、この保健所による早期支援が無駄に終わったわけでは決してない。

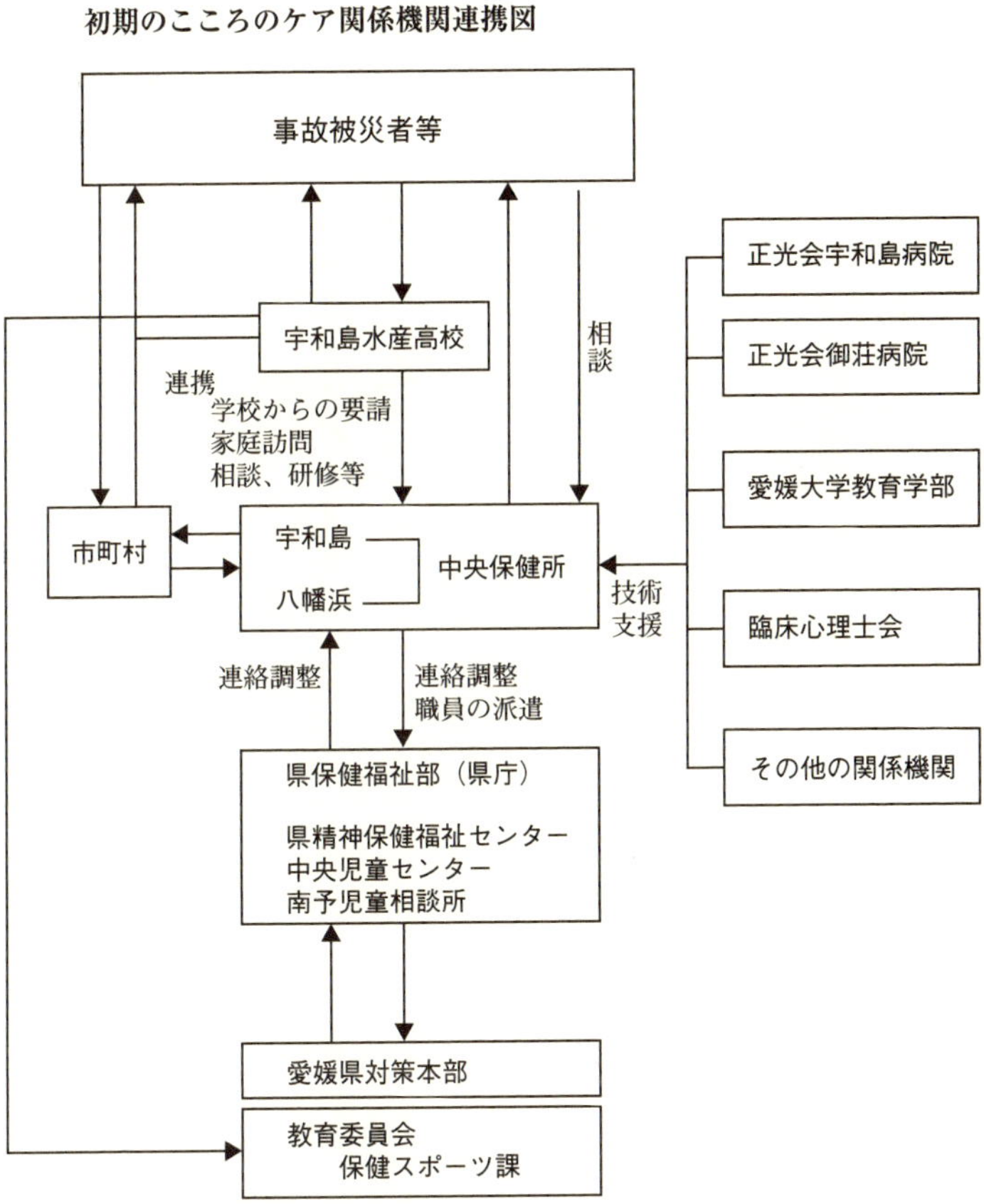

図Ⅰ-12　えひめ丸事故被災者ケアに関わったおもな関係機関（愛媛県内）

この初期の保健所活動の意義をまとめると、以下の三点になる。

第一に、前述した家族の言葉にあるように、どうなるのか皆目検討もつかない不安な時期に保健所が関わったことにより、のちの長期支援につながる基本的な信頼関係が被災者との間に醸成されたこと。

第二に、この初期介入を通じて、支援者間の連携も築かれたこと。たとえば連絡協議会の設置はそれにあたる。この連携を通して、保健所がケアの中心的役割を担う構造が築かれていく。こうした危機時における支援システムは、机上のプランではなかなか想定しづらく、柔軟性が要求される。しかしこの柔軟性が発揮されるのも、支援者・支援機関の試行錯誤があってのことである。

第三に、早期から関与することにより、深刻な事態をいわば肌身で感じることができ、前述した自前の支援システムの限界を認識し得たこと。そして、システムを開放化しようとしたことである。すなわち、非常に早くから外部機関との連携の必要性を感じ、その方向性を模索したことである。

このように、当時の積極的な早期介入があったからこそ、のちの長期ケアの有効性が引き出されたのである。

ただ当時、ＰＴＳＤという言葉自体はスタッフの耳に残ることはあっても、それがどのような疾患なのかはほとんどわからなかった。一時的なショック状態のようなものだと考えている人もいたし、まさか年余にわたって大きな障害が残遺すると予想した人はほとんどいなかった。したがってケアがなかなか奏効しないことに対する焦燥感が、スタッフ側にも強くあった。

その後、県外の専門家を呼んでほしいという生還生徒家族の強い願いを受ける形で、筆者らや「兵庫県こころのケアセンター」のチームが宇和島入りし、調査やケアに関わることになった。その経緯は第2章でふれたごとくである。しかし当時の保健所の活動をみると、暗中模索ながらも、その後に結びつく重要な介入が数多くなされたことに気づく。

生還生徒宅や行方不明者宅への訪問などのアウトリーチ・サービス、親や生徒を保健所内に集めるといったグループ・ワーク、パンフレットやメディアを通じての積極的な啓発活動、関係機関を一同に集めた連絡協議会の設置など、いずれもすぐには効を奏さなかったものの、のちのちまで重要な活動として続けられた。この継続的、縦断的な視点から、初期の支援をあきらめず続けたことが、のちの大きな成果を生むのである。

3　事故後八カ月—トラウマ症状との直面

四月九日から十一日までの三日間、筆者らのチームによる第一回目のメンタルヘルス調査が行われたが、その結果は第2章で述べたように、悲惨なものだった。それまでは家族の口を通じてしかうかがうことができなかった生徒らのトラウマ症状が、彼らの口から直接表現され、そして重症度が数量化された。そしてこれらの結果は、個々の生徒および家族に書面にて通知された。

こうして、たしかに生徒たちの深刻な状態は明白となった。しかし、では保健所はどうしたらいいのだろうか。それまでにも増して、精神科医療が必要となるし、それをうながさなければならない。しかし、これほど「心のケア」に抵抗している生徒たちを受診させるのは並大抵のことではない。

そもそも、保健所内でメンタルヘルス調査をすることに対するスタッフの慎重論も根強かった。これは本来学校でやるべきことではないか、住民の健康保健に関することとはいえ、在学の高校生である。そこまで保健所がやるべきなのか。しかも調査を実行すれば、以後、生徒たちに対するケアの中心は保健所になるだろうが、その際きちんと責任を負えるのか等々、不安は尽きなかった。しかし最終的には、所長の「保健所でやるべき」という決断によって調査がなされた。そして予想どおり、以後少なくとも生還生徒や行方不明者家族に関しては、保健所がケアの中心的役割を担うこととなった。

一方、生徒たちの診断が確定したことで、地元の精神科病院と保健所の連携は各段に重要となった。それまでは「生還生徒はトラウマを受けている」といった漠然とした言葉で表されていたが、「彼らはPTSDならびにうつ病に罹患している」と明確に判断されたのである。一刻も早く治療に導く必要がある。幸いに、宇和島近郊の二つの精神科病院（宇和島病院と御荘病院）は同じ法人の病院であり、古くから地域精神医療に邁進してきた歴史がある。また保健所との関係も深く、お互い気心が通じている。以後、密接に保健所と病院とが連携をとって、ケアと治療を行うことになった。

さらに生徒の受診への抵抗感を減じるため、一計を案じて、内科を標榜しているサテライトのクリニックに、患者が最も少ない夕刻頃に受診してもらうようにした。さらに受診にあたっては、保健師が付き添っていくようにした。このような工夫で、少しずつではあったが、保健師と生徒との交流もまた広がっていった。

四月二十三日、メンタルヘルス調査の結果を受けて、保健所に久しぶりに全生徒家族が集まった。家族は、子どもがＰＴＳＤやうつ病の診断を受けたものの、一体それがどんな病気か、あるいはどのような治療をすればいいのか、予後はどうなのか、わからないことだらけだった。したがって出席した宇和島病院の医師に対し熱心な質問が向けられた。このセッションから、単に家族が集うというのではなく、まずは病気を正確に理解しようという心理教育が始まったのである。以後定期的に、このような心理教育的な家族懇談会は続けられることになる。

翌二十四日、保健所内で記者会見が開かれ、メンタルヘルス結果の概要が開示・報告された。調査面接の日にはマスコミはきちんと報道自粛要請を守ったが、その条件は後日このような記者会見を開き、個人のプライバシーに関わらない程度に情報を開示することであった。最初はほとんど「無法状態」の取材であったが、この頃より、記者クラブを通して次第に取材ルールが形作られていった。

さて、新学期以降も引きこもったままの生徒たちをなんとか引っ張りだそうと、保健所内で生徒を対象とした心理教育を四月末より行った。最初こそ家族が無理して連れてくる形で八名が集まったが、二回目は二名、三回目はたった一名しか参加せず、結局この回で中断となった。三月の試みについで、再び失敗に終わった試みであるが、やはりこの時期に生徒を引っ張り出すのは困難であった。

一方で、六月になって、再び保健所内で生徒や家族個々に対して症状の説明会を行った。ただし、このときは集団ではなく、個別に説明を行った。このときは多くの生徒が家族とともに保健所に来所し、筆者など医師からの説明を受け治療をうながされた。このときには、さすがに生徒たちは真剣に医師の言葉に耳を傾けていた。このときの彼らの様子から、集団で集まることは難しいものの、たとえば個人精神療法のような個別のケアであれば今後可能かもしれなかった。

このような保健所の熱心な働きかけと病院側の配慮によって、次第に生徒たちも定期的に精神科を受診するようになり、服薬もいとわずに続けるようになった。当時から多くの生徒を診ていたのは、正光会宇和島病院精神科の山内宏治医師である。彼はもっとも多いときには、六名もの生徒の治療を担当していた。

[注2]薬物療法として抗うつ薬や抗不安薬を主に用いたが、いらいら感や衝動性が高い生徒にはクロルプロマジンなどの抗精神病薬を使うこともあった。こうした薬物療法に加え、彼は生徒たちの訴えに十分耳を傾けた。長いときは一人一時間以上をかけてゆっくりと面接した。山内医師のこのような真摯な態度は、生徒がもつ精神科に対する根強い不信感を少しずつ和らげていった。

さて、ここで当時の宇和島水産高校の対応について、もっぱら担任教師の奮闘から追ってみたい。

4　担任教師の苦闘

事故当時の副担任は岡本勇人教諭である。そして事故後から生還生徒や行方不明生徒の担任代行となった。彼は七年間の船員歴を経て、宇和島水産高校の教師となった。そのような経歴から、事故後は、えひめ丸沈没後の実習計画や新えひめ丸の建造計画など、激務に追われる日が続くことになる。しかしそのような中で、彼がもっとも心を砕いたのは、生還生徒に対する対応である。

二月十日の朝、えひめ丸事故の一報を耳にしたとき、彼は、それは何かの「ミス・アラーム」と思った。しかし念のため、直接えひめ丸にファックスを送信したけれども、返事は返ってこない。やがてテレビでも盛んに報道されるようになり、事故を確信するに至った。そして翌日には、校長らのグループに次ぐ第二陣としてハワイに向かうことになる。

ハワイでは生還生徒に会うが、生徒らはいずれも亡羊《ぼうよう》とした感じで、事故に遭遇したという現実感がないようだった。生徒らが帰国したあとも、岡本教諭は行方不明者家族に付き添って、結局家族の帰国までそのまま二週間ハワイに留まることになる。家族も最初こそ、もしかしたら救助されるのではないかという希望を抱いていたが、時間の経過とともに希望を失っていった。

あるとき、ある家族は次のように叫んだ。「元気な身体はもういらない。ただ、身体の一部でも返してほしい！」。岡本教諭が感じたのは、この行方不明者の痕跡を示すものが何もないという、家族の絶望的な虚しさである。彼は、帰国する直前、家族とともに何か打ち上げられていないか、とぼとぼと海岸を探して回ったことをよく覚えている。

帰国後、岡本教諭は正式に担任となった。春休み中、生還生徒たちは引きこもっていたが、たぶんそれでも新学期が始まれば彼らは登校するだろうと楽観していた。ただ、三月はじめに一度ある生還生徒宅を訪問したとき、父親から「心のケア、心のケア、とかいうけど、なにもしてくれんじゃないか！　俺の息子は事故後まったく変わってしまったんや」と怒鳴りつけられたことがあった。のちに考えると、当時の生徒たちのおかれた状況を示すエピソードであったのかもしれない。

そして、新学期開始と同時に行われた第一次調査の結果、ほとんどの生徒がＰＴＳＤやうつ病になっていると聞かされた。もちろん岡本教諭もまたＰＴＳＤがどのような病気か、くわしく知っているわけではない。ただそれまで行方不明生徒の対応に追われていたが、これから生還生徒へのケアも同時に行わなければならないことは明らかであった。

しかし、実際どうしていいかわからない。保健所や医師からは、無理な登校刺激は控えるようにいわれている。しかしいつまでたっても多くの生徒は引きこもったままで、このままでは卒業すらも危ぶまれた。次第に焦りもつのる。とくに岡本教諭が非常に不安に思ったのは、ほかの在校生徒と生還生徒の間の距離がどんどん広がっていったことである。在校生徒は最初こそ生還生徒に同情的であったけれども、欠席が長引くと、「生きて帰っただけでもましなのに、ずる休みしているのではないか」などの見方も出てきた。このまま一体どうなるのか、岡本教諭の不安は尽きることがなかった。

5　引き揚げと生徒の危機

さて、七月になってえひめ丸引き揚げの話が現実味を帯びると、生徒たちはとたんに落ち着かなくなった。彼らの多くはハワイ行きを希望し、それをめぐってキャンプまでして話し合ったことは前章で書いた。最終的には、生徒の多くはハワイ行きを断念した。しかしこのとき、もう一つ重要なことが話し合われている。それは、引きこもりからどのように抜け出すかということである。

当時一、二名の生徒を除いて、ほとんどみな長期の不登校に陥っていた。彼ら自身もまた、どのようにしてこの苦境から抜け出すべきか、深い悩みの渦中にあった。岡本教諭を中心に車座となって、いろいろな案が出され話し合われた。結局、大きく二つの問題が不登校の原因となっていることで意見の一致をみた。一つは昼夜逆転していて朝の起床がままならないこと、あと一つは集中力がないことである。

そこで夏休み明けから、生徒たちのための特別授業を開くことが決められた。授業開始時間は午後からで、別途教室を一つ用意する。授業内容は工作授業などなるべく集中力をつけやすいものにする。ということである。

しかし、結果からいうと、この特別授業はうまくいかなかった。岡本教諭の熱心な働きかけでしばらくは数名参加していたけれども、船体引き揚げや遺体の回収が始まった十月になると、生徒たちはまたまた家に引きこもってしまい、この試みも挫折したのである。

岡本教諭と生徒との関係が非常に良好であったことを考えると、どうにかこうにか特別授業が効を奏し始めたころに船体引き揚げがあったのは、まことに残念なことであった。同時に、この試みの失敗は、やはり生徒が登校すること自体に相当の無理があったことも示していたように思う。それほど生徒たちの有する「ほかのクラスメートと自分たちは違ってしまった」というPTSDの離断症状、あるいは孤立感は非常に強かったのである。

さて、再び保健所に話をもどそう。前章で詳述したように、九月になってえひめ丸が引き揚げられ、遺体の回収確認作業が始まると、生徒たちの症状はいっそう増悪し、引きこもりもまた強くなった。当時、保健師たち数名は交替でハワイまで行方不明者家族に同行していたため、生徒たちのケアにまで十分対処できなくなっていた。とくに十月二十四日から三日間にわたって行われた第二次メンタルヘルス調査の結果、希死念慮を強く抱く生徒が数名いることがわかると、所内は緊迫感に包まれた。今にして思うと、当時の生徒は事故発生以来、もっとも危険な状態にあった。

その頃は多くの生徒が外来受診を受けるようになっていたが、主治医からも外来治療のみでは危機介入は困難だという意見が出された。そうなると当然入院治療も考えなければならないが、ではどこに入院させるべきかが悩ましかった。地元の、あるいは県内の精神科病院では、マスコミの取材の目から逃れることはできない。また内科など身体科の病院への入院も検討されたが、治療管理体制に不安がある。

適当な入院先が見当たらず、思い悩んでいた中で、寺本所長が思い切った案を口にした。それは九州の久留米大学病院精神科への入院である。当初その案を聞いたときは、奇想天外とさえ思ったけれども、よく考えると、この案にはいくつかのすぐれたところがあった。たとえば九州まで行けば、さすがにメディアの追跡からは守れるだろう。当時久留米大学病院では常時数名のＰＴＳＤ患者が入院している状況であったので、ほかの病院よりＰＴＳＤ例の治療は慣れているだろう。なにより調査チームのスタッフの多くは久留米大学病院に所属しているので、生徒たちの抵抗も少ないのではないだろうか。

こうしてさっそく自殺などのリスクが高い生徒とその家族にこの案を説明し、入院をうながしてみた。最初は多くの生徒が戸惑いをみせたものの、保健師の粘り強い説得で、三名の生徒が入院に合意したのである。ただ彼らの条件として、できればみな一緒に入院したいという。三名もの高校生が同時に入院するなど、大学病院でも前例はなかったが、逆に三名が力をあわせれば、入院環境に慣れるのも早いだろうし、治療の進展も早いかもしれない。すなわち、彼らの凝集性を治療に活かせるかもしれないのである。

一方、ようやく入院が決まったものの、生徒たちの多くは、ＰＴＳＤの回避症状のため乗り物に乗ることに相当の恐怖感があった。したがって飛行機で行く組とバスで行く組などに分かれ、各々が少しでも恐怖感を感じない方法をとることとした。道中は家族のほか、保健師も同行し、パニック発作の出現などに備えた。こうして十月三十日、三名の生徒は無事久留米大学病院に到着、ただちに入院の手続きをとったのである。

以後の入院治療の委細については、第Ⅱ部第2章にゆずる。

注1　アウトリーチ・サービス（九六ページ）　援助者が、被災者の家や避難所などに積極的に訪問すること。詳しくは第8章を参照。

注2　（一〇七ページ）　PTSDの標準的な治療薬は抗うつ薬である。抗うつ薬にはさまざまなタイプがあるが、選択的セロトニン再吸収阻害剤（SSRI）がもっともよく用いられる。その他、入眠障害が強いなどの睡眠障害があれば睡眠導入剤は有効だし、あるいはパニック（不安）発作などがあれば抗不安薬も有効。一方クロルプロマジンなどの抗精神病薬は、強力な鎮静作用（気分を鎮める作用）を有していて、いらいら感など精神的な不穏状態が相当強いときに使用される。

◆参考文献

(1)　司馬遼太郎「重庵の転々」（『馬上少年を過ぐ』収録）新潮文庫、東京、一九七八
(2)　内田九州男、寺内浩、川岡勉他『愛媛県の歴史』山川出版社、東京、二〇〇三

第5章　ハワイにおける遺族ケア

今までは、もっぱら宇和島におけるケアの活動について述べてきた。しかし、本事故はハワイ沖で発生している。したがってオアフ島でも積極的なケアが展開されることとなる。ハワイにおけるケアがとくに濃厚に行われたのは二回あって、いずれもおもに遺族に対して行われた。最初は、沈没直後ただちにハワイに向かった行方不明者家族のケア、これはおもに外務省スタッフによって行われた。続いて船体引き揚げ時において行われたケア、これは外務省スタッフに加え、保健所スタッフもまた大きな役割を果たす。この二回の出来事を中心に、ハワイでの現地ケア、とくに遺族ケアについて述べてみたい。

1　事故直後のハワイ

外務省に医務官がいることは、世の中にほとんど知られていなかった。一般の人たちはおろか、同業の医師にさえ、ほとんど知られていなかったのである。ところが、えひめ丸事故における医務官の働きは特筆すべきもので、このことによって、外務省内でもその重要性がおおいに認知されるようになった。事故直後に展開されたハワイにおけるケアについて、外務省医務官の働きを中心にみていく。

(1)　外務省医務官

外務省には、現在約八十名の医務官がいる。医務官の役割は大きく以下のようなものだ。まず五千五百人（本省二千二百人、在外三千三百人）にものぼる外務省職員の健康管理がある。これは、いわば産業医としての役割である。また、外務省ならではの役割として、現地の医療状況を調査し、在留邦人にその状況を提供する。あるいは在留邦人や旅行者の健康相談に応じるなどの職務がある。さらに災害時やテロ発生時、あるいは政変発生時などの緊急時における邦人援護業務がある。このような業務のため、医務官の駐在公館も発展途上国が多く、二〇〇七年現在では七十八カ国にも及んでいる。

寄せられた相談件数であるが、海外勤務者や渡航者の急増により、約十年前に比べると年々増し、一万五千件から三万件超へと倍増している。相談内容も国によってずいぶんと異なるが、やはり発展途上国では、寄生虫や細菌感染症に関するものが多い。しかし最近では、海外邦人の事件・事故後のケアを医務官が担当することが増えてきている。ペルーの人質事件（一九九六年）、ルクソールの銃乱射事件（一九九七年）、ザルツブルグでのスキー場トンネル火災事故（二〇〇〇年）、ニューヨークの九・一一同時多発テロ事件（二〇〇一年）などである。事故や事件の性質上、どうしても遺族のケアに関わることが多い。そして、医務官業務の重要性を認識するうえで、もっとも代表的な事例が今回のえひめ丸事故である。

(2) 事故直後のハワイでのケア

外務省医務官の一人である仲本光一医師は、医学部卒業後すぐに大学病院で消火器外科医として勤務した。しかし中堅にさしかかった頃、先輩のアドバイスなどもあり、それまであまり耳慣れない職種であった医務官の仕事に就いた。給料は安いし、危険な業務も多い。しかし、普通の医師ならば経験できない貴重な体験もかなう。これが医務官を選んだ動機という。彼の最初の任地はミャンマーであり、その後、インドネシアで勤務した。

このインドネシアでは、一九九七年、ガルーダ・インドネシア航空機がメダンで墜落し、多くの死者が出た。炎暑きわまる遺体安置上で、数多くの腐乱しかかった無残な遺体の確認作業を現地スタッフが行った。その後、その現地スタッフの一人は精神的に参ってしまい、今なお勤務にもどれなくなっている。今にして思えば、それが自分の経験した、はじめてのPTSD例ではないか、そう彼は考えている。

また翌年にはジャカルタ暴動が起こり、その際の邦人一万人の脱出計画が実行された。またその頃に、知人の自殺も経験している。もともと外科医であった仲本医師にとって、このようなメンタル面での問題は専門外である。しかし、それにしても、もっとうまくケアできなかったか、後悔は今でも続いていた。それまで、同じ医師としても、精神科医はなにするものぞという感があっただけに、次第にメンタル面でのケアについて関心をもち、また勉強もした。

その後、帰国し東京で勤務をしているときに、えひめ丸事故が発生した。しかも、帰国して間もない頃のことである。

仲本医務官は、自宅でえひめ丸沈没事故のニュースを耳にした。職務がら、すぐに、これは自分が関わらなければいけないだろうと、何か確信めいた予感があった。案の上、まもなく、ハワイに向かう行方不明者家族に同行する旨の命令が下った。彼はすぐに関西空港に向かい、そこでY領事とともに行方不明者家族と面会した。二月十一日の夕方である。

対面した行方不明者家族は、まだ事態がのみこめず、呆然とした感じであった。しかしそれでも、なにがしら近寄りがたい雰囲気があった。家族全員に自己紹介をしたが、混乱した家族には、彼が外務省のどのような立場の人間なのかよくわからなかったようだ。

飛行機に搭乗して、なるべく家族のかたわらに座った。時々、「どうですか」「眠れますか」

などと声をかけたが、ほとんど家族は眠ろうとはしなかった。

ハワイ時間の朝八時三十五分、家族はホノルル空港に到着し、近くのホテルで政務官、総領事、船長らと合流した。そのとき、船長は家族に対し、「このたびは申し訳ありません」と泣きくずれて謝罪した。仲本医務官は心配して船長に体調をうかがうが、船長は「自分のことはいい。それよりも救助された生徒をみてほしい」と答えた。

その後、正午に、救助された乗組員・生徒二十五名全員に会う。体調面での不調があれば言ってほしいと要請し、また精神面についても、あらかじめ準備してきたプリントを渡し、トラウマ反応についても注意を喚起した。みな表面的には落ち着いているようにみえた。

夜には、個別に全員の診察をした。油面の海上に放り出されたため、かなりの生徒が吐き気や皮膚症状、眼症状を訴えた。ハワイに来るときに持ってきた薬物を各々に与薬した。一方、家族のほうは、自らの身体面に気遣う様子もなく、したがって医務官の存在も目に留まっていないかのようだった。

翌朝、すぐに乗組員や生徒に会い、「眠れましたか」と体調を尋ねるも、多くの生存者は眠れていないようだった。「眠れるはずないじゃないか！」と怒気を含んでいるようにみえる乗組員もいた。

昼からは、家族は船で現場海域に出向き花を手向けたが、このとき船酔いに苦しむことを予想した多くの家族から、酔い止め薬の希望があった。このときになって、ようやく多くの家族から医師として仲本医務官は認知されたようである。

それ以後、次第に疲弊の度合いを深めてくる家族から、処方薬の依頼が増えてきた。もっとも訴えが多かったのが、寝つけない、途中で目が覚めてしまうなどの睡眠障害である。それまで入眠剤を飲んだ経験がある人が少なかったためか、睡眠剤に対する抵抗は強かった。しかし一度服用すると、やはり効果を実感できたらしい。家族にも昼間にしっかりしなければという思いもあって、次第に睡眠導入剤を処方する機会は増えた。また、このような精神科の薬ばかりではなく、感冒薬、胃腸薬などの身体薬も多く処方した。

このように薬を手渡すという行為から、次第に家族と仲本医務官との信頼関係が醸成されていった。そのうち、疲れきった家族とともに食事をする機会も増えた。とくにマスコミがホテルで始終目を光らせている中では、落ち着いた話もできない。外務省スタッフは、夜家族をホテルから連れ出し、マスコミから解放する時間を作った。

仲本医務官にとって、それまで自分が精神科医でないことへの不安はあった。しかし、今となっては、それがかえってよかったのかもしれないとも思っている。まずは身体的側面から家族に関わることとし、あとは家族の思いに寄り添うことを旨とした。そして自室で待っているのではなく、積極的にこちらから訪ねるようにした。医師というよりも、むしろ「お世話係」という感じだった。

医師としての専門性に依らない、このような医務官の態度は、次第に家族から受け入れられていき、最後はもっとも信頼を寄せる政府サイドの職員の一人となった。その後は、家族に請われ、ワドル元艦長の査問会議や、船体引き揚げ時、一周忌など、四度にわたりハワイへの同行支援を行った。

遺族はもちろん、取り乱すこともあれば、混乱することもあった。しかしみな、深い悲しみに耐え、必死に冷静になろうとしていた。そしてまた、彼もそんな家族に同行するうち、次第に家族に尊敬の念をもつようになった。

以前も自分は、外科医として多くの患者の死に臨んだはずである。しかし、今考えると、まだ年の若い未熟な医師としてよく癌の告知をしたものだと思う。告知を受けた家族の気持ちをきちんと考えていたのだろうか。当時の自分を考えると、医師としても多少は成長したという実感はある。それはこのような、医務官としての家族との出会いを通して、育まれたものであった。

のちに彼は、このような家族への同行支援活動などが外務省内でも評価され、二〇〇三年一月、外務大臣表彰（第一回川口賞）を受けている。

2　船体引き揚げ時のケア

さて、事故発生以来、宇和島中央保健所でも、生還生徒や乗組員らのケアとともに行方不明者家族に対するケアも継続的に行われていた。それはもっぱら夜間の自宅訪問であったが、行方不明者家族の苦悩は深く、訪問する保健師もまたしばしば強い無力感に襲われた。[注]法律では、すでに行方不明ではなく死亡と認定される事態である。しかしながら家族は遺体と向き合うこともできず、葬式すらあげることができない。家族の死を受け止めなければならないことはわかってはいても、一向にけじめがつかないのである。

そのような中で、行方不明者家族の間で、お互い密接な連絡をとりあうなど自助的なつながりが形成されていた。ただ同じ被災者といっても、生還生徒や生還乗組員の家族とは一線を画していた。とくに生還生徒は、前章で述べたように、「おめおめと生き残ってしまった」という生存罪責感情が強く、行方不明者家族に会うことを避けていたため、両者にはほとんど交流がなかった。

　さて、そのような中で、八月に船体引き揚げが決まり、行方不明者家族もまた引き揚げが進展すれば、ハワイに遺体を引き取りに行くこととなった。しかし、事故直後のハワイ訪問とは違い、今度はいよいよ遺体と対面しなければならない。家族が望んでいたこととはいえ、相当の心労があることは容易に想像できた。そこで、愛媛県ならびに宇和島中央保健所は、医師ならびに保健師のハワイ同行を決めた。(2) 前回にもまして、家族のケアが、きわめて重要と考えられたからである。


　第一班は日根野尚医師ならびに加藤泉保健師の二名で、十月九日から二十二日までハワイに滞在した。第二班は屋宮康紀医師、蓮井康弘医師、坂尾良美保健師、田畑朋子保健師の四名で、第一班とだぶって交替する形で、十月十八日から十一月五日まで滞在した。

　このハワイに派遣された「心のケア対策班（以下、「ケア班」）」は、県の対策本部の直属となり、外務省やその他関係機関と密接な連携をとりつつ、遺族のケアにあたることになっていた。しかし実際には遺族がどのような反応を示すのか、予測しがたく、どのような支援を行えばよいのか、よくわからなかった。またハワイという地でどのようなケアのネットワークを作れるのか、治療資源はどのように利用できるのかも皆目わからなかった。そこで最初に行く第一班の重要な仕事は、現地で利用できる治療資源を探索し、ネットワークを構築することであった。

日根野医師と加藤保健師の二名は、ハワイに到着後、さっそく現地の運転手からさまざまな情報を入手することにした。たとえば日本語が通じる総合病院、評判がよい病院、ハワイ州保健所などの行政機関などに関する情報である。また米国では、日本と医療制度がまったく異なっており、医療保険に加入していないととんでもない額の治療費が要求される。このような医療システムの違いも念頭におかなければならなかった。

さいわいハワイ到着後三日目には、領事館からクアキニ・メディカルシステムの三木医師を紹介してもらった。同医師の積極的な協力のもと、精神科はもちろん、内科・外科の病院・医師を紹介してもらい、現地での医療ケアシステムを作ることができた。またケアの対象は遺族だけではない。引き揚げが始まると、大西船長と乗組員一名がハワイに滞在し、船体引き揚げならびに遺体回収作業に必要な助言を関係者に与えることになっていた。この両名にも面接し、心身の健康状況の把握に努めた。

さて実際に家族がハワイに到着し始めると、ケア班は家族を空港まで出迎え、身体面への注意事項や、スタッフへの連絡のとり方を伝えた。ただこの時期、家族のもっとも強い希望はマスコミ対策であった。当時マスコミ関係者もまたハワイに多数取材訪問しており、個別取材も執拗に行われた。しかし国内とは異なり、メディアスクラムの被害から家族を守るのは容易なことではなかった。

　このようなさまざまな困難に直面しつつ、約二週間の滞在ののち、第一班はハワイを後にした。ケアの面ではこれからという時期での帰国となったが、現地の状況を吟味しネットワークを構築したという意味では、先遣隊としての役割は十分に果たしたといえる。図Ⅰ-13には、こうして構築されたハワイでのネットワー

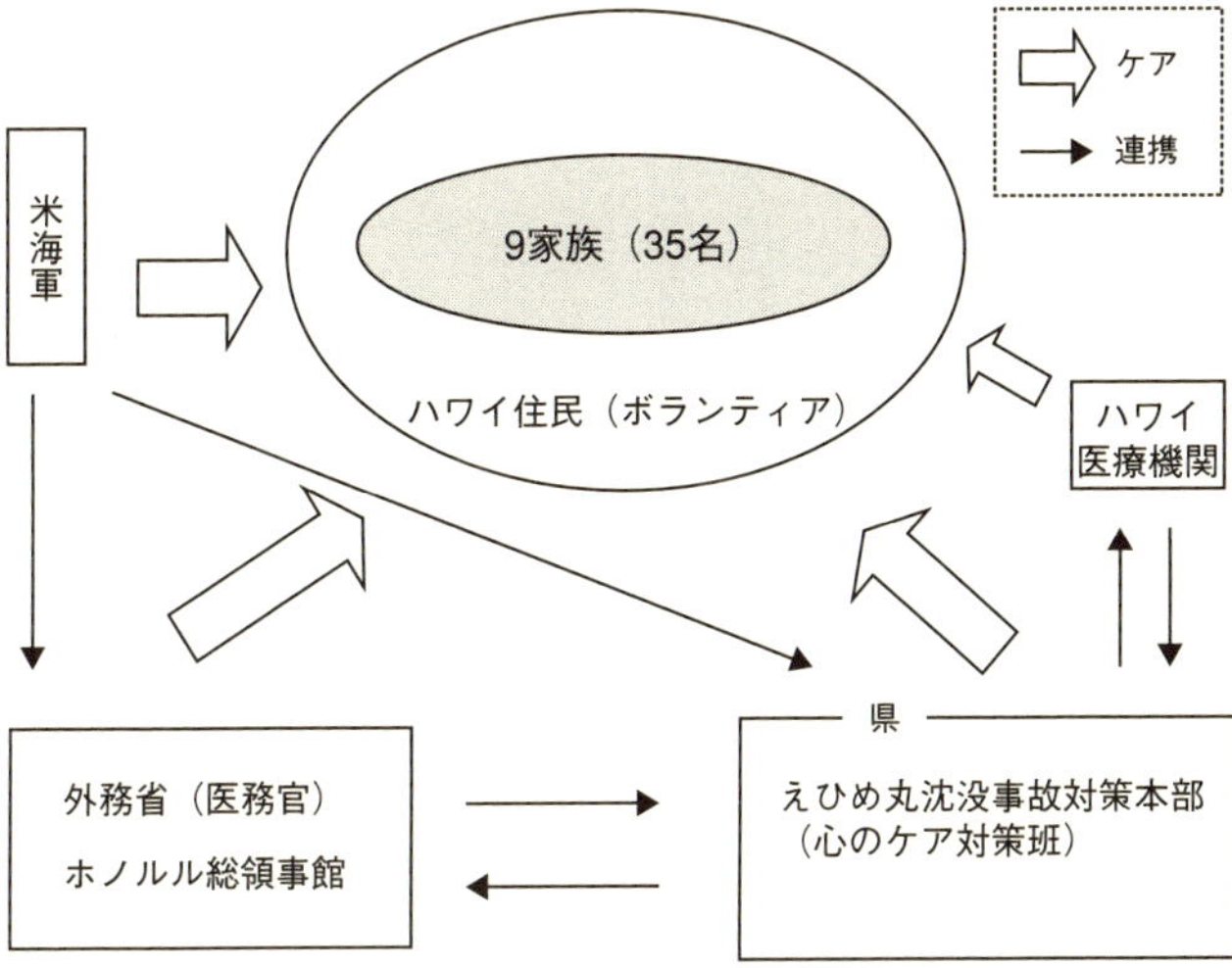

図Ⅰ-13　ハワイにおけるケア体制

クを示している。

第一班に引き続き派遣された第二班は、遺体収容、確認作業が本格化したことから、人員も医師二名、保健師二名と倍増した。現地ハワイで第一班は、各家族個々の状況とともに、以下の点を申し送った。いずれも第二班には貴重な助言となった。

① 渡航家族三十五名全員に対して画一的なケアをしても効果があがりにくい。ケアの必要度をあらかじめ査定して、より絞り込んだケアをするべきだろう。

② 外務省派遣の医務官である仲本医師との密接な連携が役立つ。なぜなら同医務官は、事故直後にもハワイで家族のケアにあたっており、家族からの信頼も厚い。

③ ケア班のスタッフ自体が時差などのため体調をくずすことがあるので、その点に十分気をつける。

本格的な遺体収容作業は、現地時間の十月十四日から始まった。歯形や所持品、DNA鑑定などで遺体が誰か同定されると、その連絡を受けた家族はただちに遺体を引き取り、荼毘《だび》に付したあと、遺骨を抱いて帰国した。第二班はそのような遺体確認のピーク時から捜索がほぼ終了するまで、現地に留まることになったのである。

前にもふれたが、当時の行方不明者家族のほとんどは、すでに不明者の死を信じて疑うことはなかった。家族の切なる願いは、海中にとり残されて「寒さに震えている」不明者の遺骨を故郷に持って帰ることだった。家族には、事故直後のハワイからなんら不明者の存在を物語るようなものを手にすることもなく帰国した無念がずっとあった。今度こそは遺骨を抱いて帰ることができるだろう。

しかし一方で、引き揚げられてくる遺体は無残でもある。生前の面影をどの程度残しているかも疑わしい。はたして、そのように損傷のひどい遺体に家族を直面させるべきだろうか。

このような面での遺族配慮は、主として仲本医務官が行った。彼は、次のような手続きをとることにした。まず医務官自ら遺体を目視する。ついでその遺体の状況を、細かに家族に口頭で伝える。そして、家族に対面するかどうかを尋ね、その決断は家族に委ねた。

最終的には、ほとんどの家族が遺体と向かい合った。そして、多くの家族にとっては、どれほど無残な遺体であっても、どこかに生前の面影を見出すことができたようだ。家族は、深い悲しみとともに、冷たい海底から引き揚げられて、ようやく再会した喜びをも感じることができたのである。実に、半年以上たってからの再会であった。

さて、こうして次々と遺体の確認作業が行われる一方で、なかなか遺体が発見されない家族の焦りは非常に強かった。遺体と無事対面ができ、遺骨を胸にすることができた家族と、いまだ遺体と向き合えない家族との間には、大きな溝があった。

宇和島中央保健所ケア班のスタッフは、遺体を確認できた家族には供養や通夜、お骨上げなどに一緒に関わることで、家族のケアを行おうとした。しかし、ケア班のスタッフがもっとも心をくだいたのは、むしろ遺体がなかなか発見されず、焦燥の念に苦しむ家族のケアであった。家族は、もしかすると遺体は発見されないのではないかという不安の毎日を送っていた。昼間はショッピングをしたり、発見されない家族どうしで話し合うなどしてなんとか気を紛らそうとしたが、夜になると疲れきって、ホテルの部屋に閉じこもってしまうことも多かった。

坂尾、田畑両保健師は積極的に家族の部屋を訪ね、心身の健康面を気遣うことにした。ほぼ日に二回訪室したが、そのたびにこのような訪問自体逆に家族に負担になっているのではないか、家族だけにしてほしいのではないか、といった躊躇が心をよぎった。のちに当時の保健師は次のように語っている。「(家族がいる部屋の)ドアをたたくというよりは自分たちの心のドアを開いているような感覚があった」。(2) またこのような訪室活動に加え、家族がいつでも来訪できるような「談話室」をホテルの一室に設けた。こうしてなるべく家族に寄り添い、その不安を受容するように努めたのである。

さてブラック[1]は、一九八五年に起きたデルタ航空機事故（一三七名が死亡）の際に、多くの遺族が宿泊しているホテルに自ら泊り込んで積極的な訪室活動を行った。彼はそうした活動を、ちょうど総合病院におけるリエゾン活動のようなものと考え、ホテル自体を「心の癒しを提供する繭（libidinal cocoon）」とみなした。今回のような重大な輸送災害では、多くの遺族がホテルに泊まりあうことも少なくない。その際には、このような宿泊施設を中心としたアウトリーチ・サービスが有効であろう。

第二班の滞在予定期間は二週間であったが、捜索活動が続いている間は家族をおいては帰ることはできない。そう対策本部に上申し、結局さらに一週間延長してハワイに留まることになった。スタッフの疲れも相当にあったけれども、ようやく家族との間で信頼関係ができていた。別の人にケアを任せることはできない。

このように家族との間の関係性が築かれたのは、現地でのケアスタッフの熱心な試みも大きい。しかし保健師が痛感したのは、ハワイに行く以前からすでに顔を見知っていたことの大切さである。実際、家族からは「知っている人がそばにいることでどんなに安心したか」と言われたという。

もう一つ、保健師が痛感したことがあった。それは、現地の人々の温かい励ましや協力がいかに家族の苦しみを和らげたかということである。それは、もちろん遺体の回収作業に必死に取り組む軍や作業関係者に対してもいえる。このように多くの人が一体となって、この遺体の回収・確認作業を行い、そして遺族の喪の作業を見守ったのである。遺族にとって、このような地域の一体感はなによりもありがたかった。

もっともケア班のスタッフ自身、心身ともに疲弊しきっていた。妙に高揚することがあるかと思えば、急に落ち込む。家族の心情に激しく共揺れを起こし、無力感やさまざまな葛藤に悩んだ。スタッフはバーンアウトしそうになったが、これを防いだのは頻繁にスタッフどうしで会話をしたことである。三週間もの長丁場の中で、このような語り合いは非常に重要であった。また、しばしば食事会に行ったり、家族と外出したりして、気分転換を図った。なにより対策本部で指揮をとる矢野副知事からの励ましも、疲弊しきった保健師にとっては慈雨《じう》となった。

一方、家族をおいては帰れぬと滞在をさらに延ばそうとしたケア班に対し、副知事は撤収を強く命じた。第二班はもうすでに一週間予定を延ばして滞在している。矢野副知事からみると、スタッフはもはや限界の域を超えていたのである。

十一月十六日、船内捜索の終了が宣言された。その三日後の十九日、最後まで残った精神保健福祉センターの屋宮医師が帰国、こうして四十一日間に及んだ二つのケア班のハワイでの活動は終結したのである。

注（一二二ページ）　戸籍法第八九条では、遺体が発見できない場合でも、官公署等に属するものが死亡報告を行うことが認められている。たとえば海上保安庁が取り調べた行方不明者である場合、海難発生後三カ月を経過しても遺体が発見できない場合などには死亡認定がなされる（死亡認定事務取扱規程第四条）。

◆参考文献

(1) Black, J. W.: The libidinal cocoon; A nurturing retreat for the families of plane crash victims. Hospital and Community Psychiatry, 38; 1322-1326, 1987.

(2) 愛媛県宇和島中央保健所「平成十四年度地域保健総合推進事業―保健所におけるこころのケア事業に関する研究」二〇〇三

第6章　保健所活動の展開

本章では、第4章に引き続き、宇和島における保健所を中心としたケアについて追ってみたい。時期的には、えひめ丸船体引き揚げ以降の支援であるが、相変わらずの苦闘が続く。一周忌、卒業式と重要なイベントがあるが、生徒たちの症状改善はなかなかみられない。しかし保健所や病院の粘り強い努力は、徐々にではあるが生還生徒の回復をもたらすのである。（ちなみに生還生徒は、卒業後も便宜上「生徒」と呼称している）

1　一周忌と生徒の卒業

長かった二〇〇一年がようやく明けた早々の一月十日、合同慰霊祭が宇和島市南予文化会館にて執り行われることになった。事故後、十一カ月目にしてようやく開くことができた慰霊祭であった。しかし生徒の多くは、相変わらず家に引きこもっている。まだ入院している生徒もいた。多くの生徒は慰霊祭に出席し、献花することを望んでいたものの、同時に遺族に会うことにはまだまだ強いためらいがあった。

そこで生還生徒だけは、式の前日、担任や保健師、医師とともに、ほとんど全員で静かに献花を行い、死亡した生徒、教師、乗組員に哀悼を表した。多くの生徒にとって、はじめて霊前で手を合わせ、焼香したのである。彼らにとってもようやく亡き友に対面できた想いであった。

また翌月には一周忌を迎える。一周忌には、ハワイ・ホノルル市で、そして宇和島水産高校で、それぞれ慰霊碑の除幕式が行われることになっていた。とくにハワイでの除幕式には、多くの生徒が出席したいと切実に望んでいた。事故直後に後ろ髪を引かれる思いで帰国した彼らにとって、ハワイにまたもどることは、亡くなった友人や先生に対する果たすべき約束でもあった。

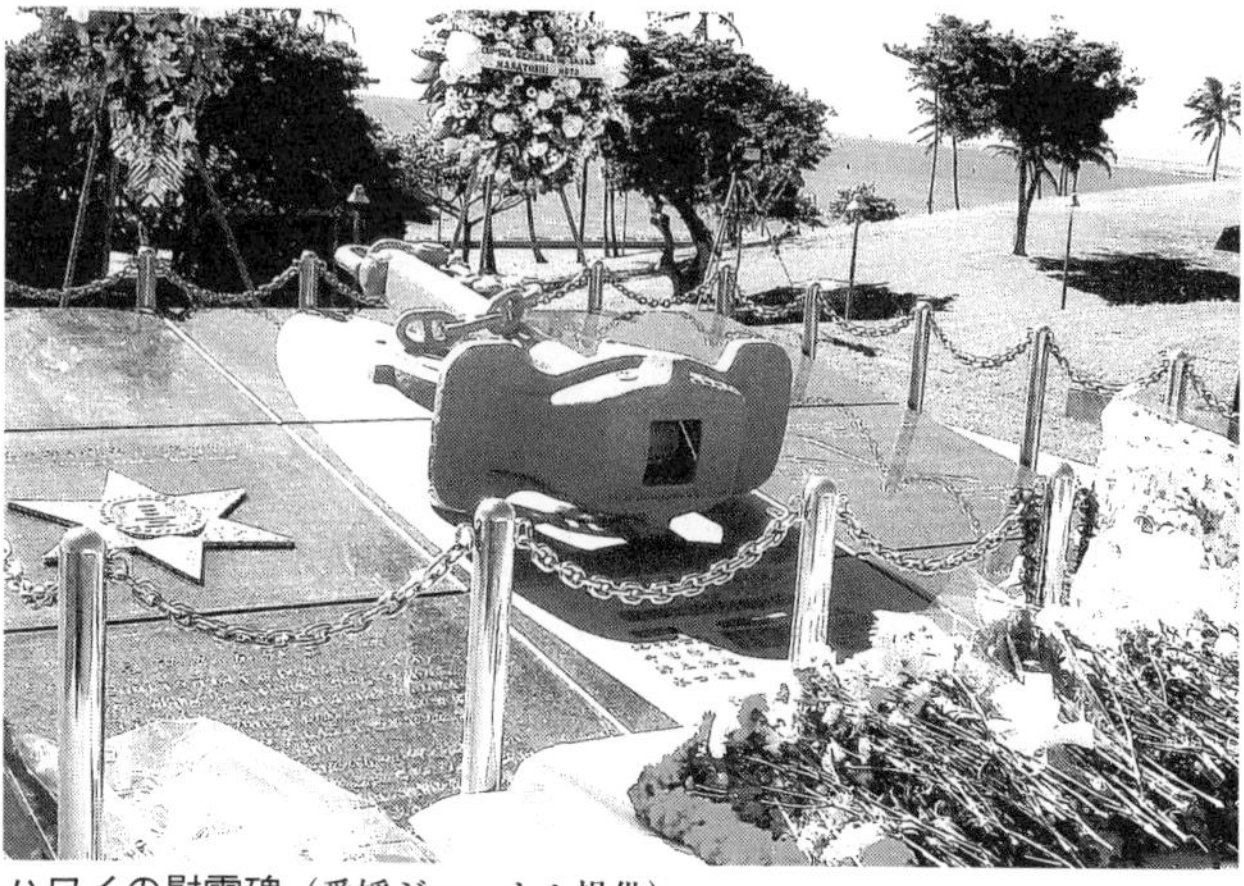

ハワイの慰霊碑（愛媛ジャーナル提供）

しかし一方で、実際にハワイに行けるかとなると、ほとんどの生徒が大きな不安を抱いていた。彼らの多くは、事故以来、飛行機搭乗はおろか、ほとんど遠方へ行ったことがなかった。しかも、事故現場であるハワイに行くのである。予期せぬ記憶喚起が起こらないだろうか、あるいはまた罪責感情が引き起こされないだろうかなど、不安は尽きなかった。

結局、退院したばかりの生徒一名を含む四名が、ハワイでの式典に参加した。ハワイの慰霊碑はワイキキに近く、沈没海域を眺める高台の上、カカアコ・ウオーター・フロントパークに置かれていた。式典は、加古愛媛県知事とカエタノ・ハワイ州知事以下五百名が参加するという盛大なものであったが、事故以来、生徒が公式の場に姿をみせるのは、これがほとんどはじめてであった。ある

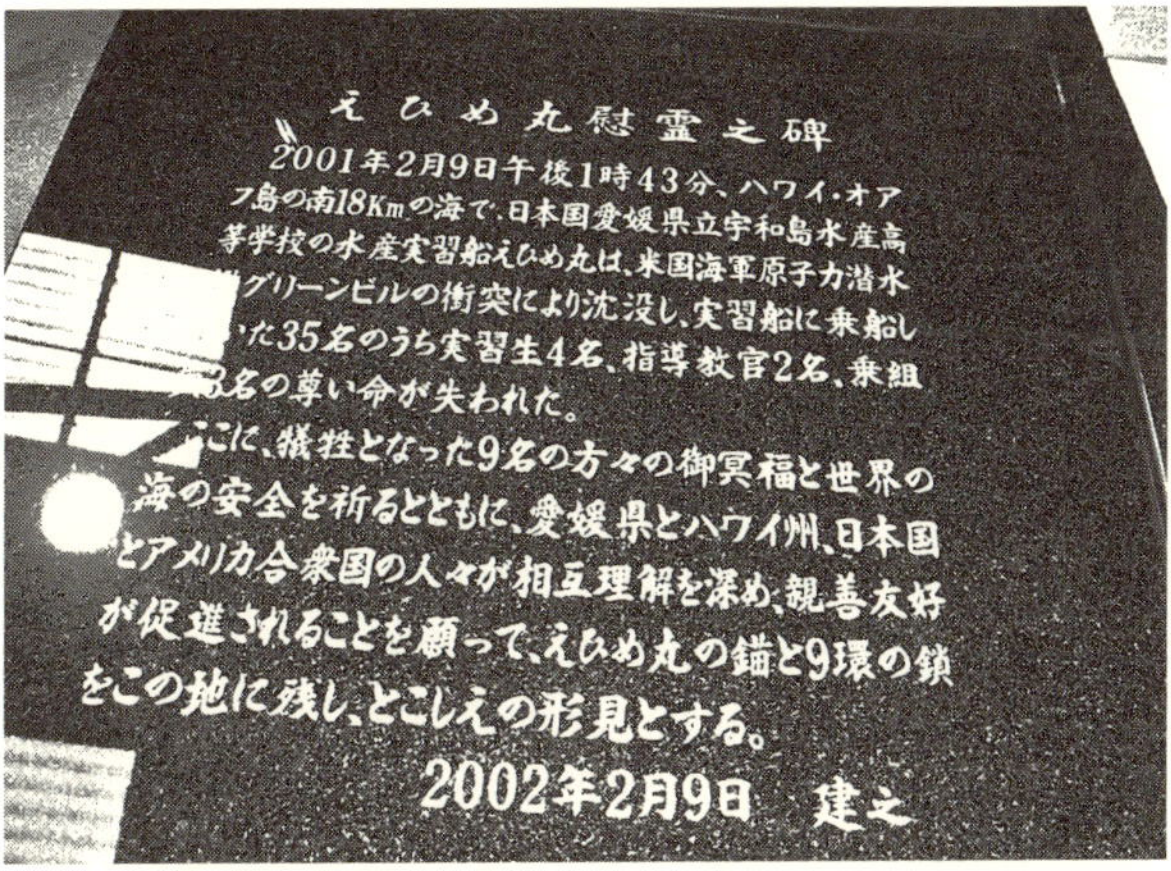

ハワイの慰霊碑に刻まれた祈りの銘文（愛媛ジャーナル提供）

生徒はハワイ到着後まもなく強いパニック発作を起こしてしまったものの、この式典にはどうにか参加した。もちろん彼らや遺族をサポートするため、岡本担任教師や保健所のスタッフ、医師も参加していた。

生徒たちはハワイに着いたあと、ちょうど一年前に訪れたショッピングセンターや名所旧跡をまわった。事故で死亡した仲間たちと、もう一度再会を果たしているかのようでもあった。またホノルル港には香川県の実習船「香川丸」が停泊していた。大きさといい、船の外観といい、沈んだ「えひめ丸」にそっくりで、香川丸を見ているとまるで時間が一年前から止まっているような錯覚を覚えた。

ある生徒は感慨深げにつぶやいた。「ここに、

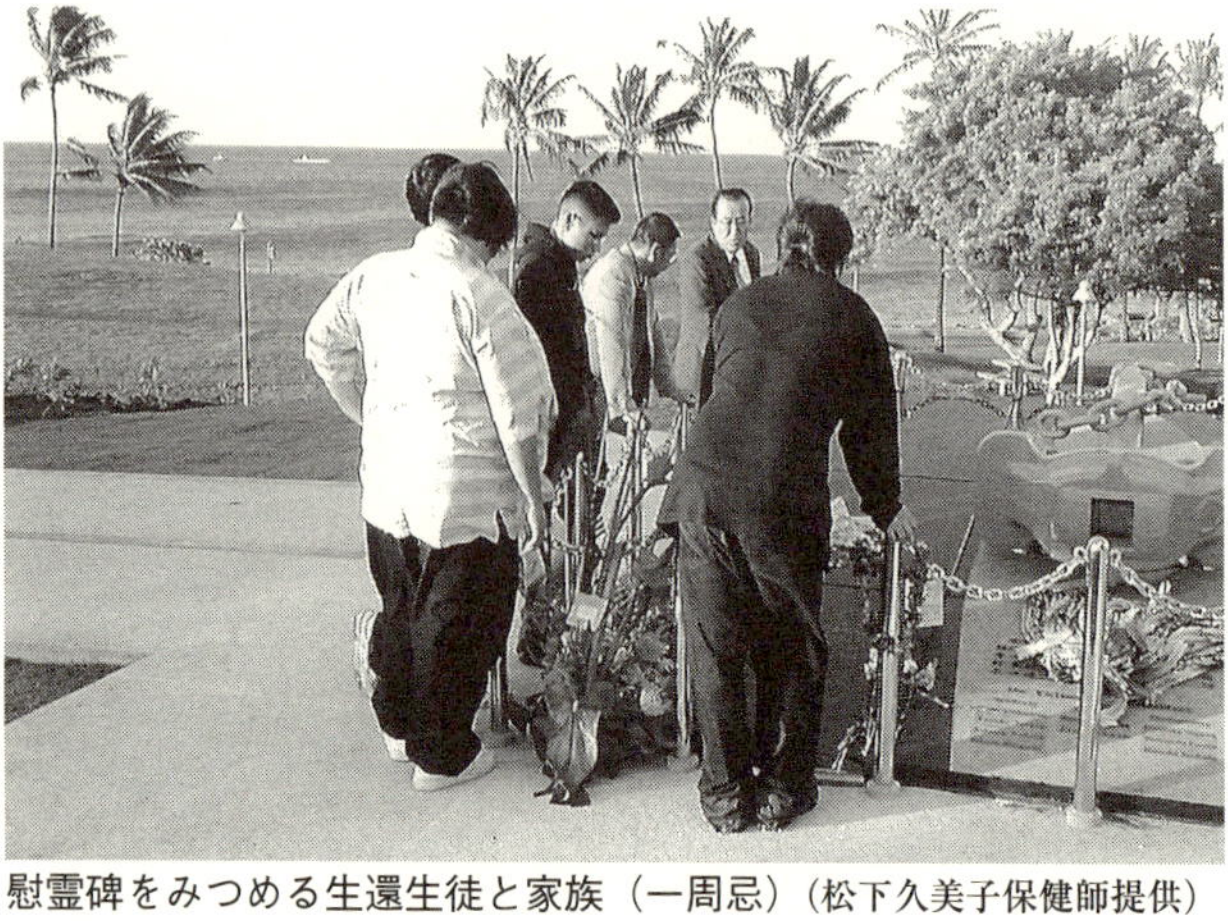

慰霊碑をみつめる生還生徒と家族（一周忌）（松下久美子保健師提供）

やっと来れた……」。生徒からすると、言葉に表せないほど長い一年だった。

さて、生還生徒や家族にとってはもちろん、学校にとっても大変気がかりだったのは、生徒らの卒業問題だった。正規の登校日数を満たしているのは二名だけで、あとの生徒は岡本教諭らの熱心な働きかけにもかかわらず、登校日数はまったく満たしていなかった。

しかし、かりに卒業できず留年したとして、再び登校できるかどうか定かではない。宇和島水産高校と県教育委員会はたびたび家族の意向を聴取するなどして検討した。その結果、堀田校長は、生徒らの欠席をPTSDなどによる公欠とし、自宅学習ができているとして卒業を認めることを決めた。

三月一日、学校で卒業式が執り行われた。入院中の一名を除く、生還生徒の八名がこの卒業式に出席した。事故以来、これだけ多くの生還生徒が登校し

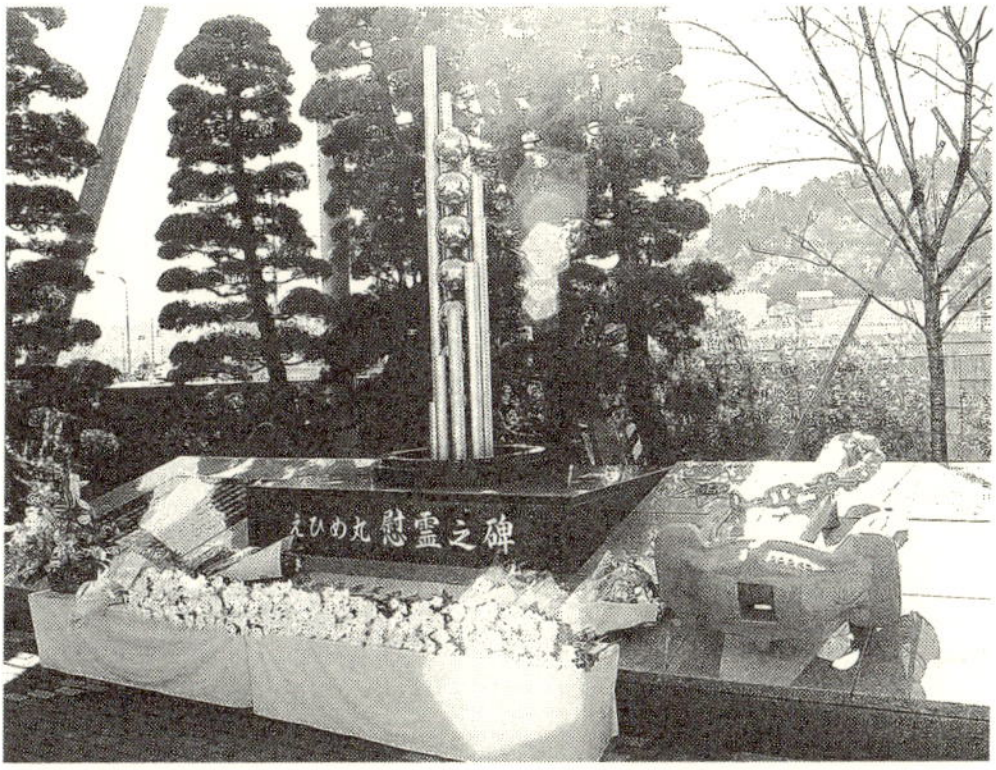

宇和島水産高校に建立された「えひめ丸慰霊の碑」
（愛媛ジャーナル提供）

たのははじめてであった。彼らは卒業式に臨んだあと、校庭に設けられた慰霊碑の前に立ち、黙祷をささげ、亡くなった旧友たちに卒業を報告した。また犠牲となった四名の生徒家族には、学友証書が手渡された。

こうして、生徒ら九名は無事卒業を果たしたのである。

2　生還生徒に対する通所リハビリテーション

多くの生徒や家族は、もちろん卒業を強く望んでいた。したがって、生徒たちの卒業の見通しが立ったことは、たしかによいことではあった。しかしそれまで生還生徒にとっては、学校にまったく行けなかったとしても、宇和島水産高校の一員であるという帰属感があった。また、担任である岡本教諭との関係も生徒にとっては頼りになった。ところが卒業すれば、学校との関係がぷっつりと途切れてしまうかもしれない。それを恐れて、上級学校である同校の専攻科に進むことを決めた生徒もいたが、進学しても通学できる自信も見込みもまったくなかった。

同様に、保健所関係者も生還生徒の卒業を手放しで喜ぶことはできなかった。事故後の一年間というのは試行錯誤の連続で、がむしゃらにケアにまい進してきたといっても過言でなかった。いろいろなイベントに追われ、生徒たちの改善もはっきりとみられないまま時間が過ぎていった。まるで頂上の見えない山を登っているようなものだった。そのような中で生徒らが卒業すると、いよいよ保健所は孤立して生徒のケアにあたるほかなくなるのではないか、おおいに不安があった。

二〇〇二年二月二十一日、宇和島地方局の会議室で、卒業後の生徒らのケアについて検討するための会議が開かれた。保健所や学校関係者はもちろん、市の担当者のほか、卒業後の就労も考えハローワーク担当者も参加した。著者をはじめとした久留米大学チームも招かれて出席したが、経済的問題や地域リハビリテーションの進め方といったより広範囲の問題がからむことも予想されたため、今回は大学病院ソーシャルワーカーも帯同しての参加となった。

会議では、熱心な討議が続いた。時として、立場の違いや今回の事故被災者に対する考えの相違から、激しく意見を闘わせる場面もあった。結局、四時間もの長い会議となった。卒業後は、就労支援を含めたより幅広い視点で、諸機関と連携を組んでいくことが決まったものの、具体的な役割分担などは不明であった。ただし、引き続き保健所が中心となってケアを行うしかないことは、明らかだった。

そこで、宇和島中央保健所では二つの大きな試みが始まった。それまで宇和島中央保健所では、通常の業務をこなしながら、えひめ丸事故被災者の支援を行っていた。さすがに一年もつとスタッフの疲れもはなはだしくなり、燃え尽きの一歩手前という感さえあった。このままでは支援の続行はおぼつかないとみて、宇和島地方局保健部健康増進課内に「えひめ丸ケア対策班」を設置したのである。つまり、ケアにあたる専従のスタッフをおくことに決めたのである。

もう一つの大きな試みは、宇和島中央保健所内に生還生徒の通所型のリハビリテーションを行う場として、生還生徒の病状回復の目的に特化したデイケアを設置したことである。他所の例に漏れず、以前から保健所内には精神科デイケアはあった。しかし通所者の多くは統合失調症の慢性患者で、高齢の通所者も多かった。十八歳や十九歳といった若い男性が通所する雰囲気ではなかったのである。

この「生徒用デイケア」（保健所では通常のデイケアと区別するため「リハ・ケア」と称した）設置の目的は、以下のごとくである。

① 定期的に通所することで引きこもりを防止し、生活リズムを改善する。
② 学校卒業後に生徒らが集えるような居場所となる。
③ レクリエーション活動を通して、生徒らが見失いかけている「遊び」の感覚をとりもど

してもらう。

④　自らの状態について把握できるようになる。

⑤　将来の問題などについて、ともに語る場を設ける。

しかし、精神病水準でない、若い男性ばかり集めたデイケアなど、ほとんど前例がなかった。前年は岡本教諭が校内でさまざまな工夫をして登校させようとしたが、いずれもうまくいかなかった。学校でさえできなかったのに、保健所でそれを行うことができるのだろうか。

一方で、久留米大学病院精神科には以前からデイケアがあり、ほかの民間病院よりも若い男性が多く通所していた。そして、そのプログラムも若い通所者を対象にしていた。保健所スタッフは大学病院デイケアを見学し、そのノウハウを学んだ。また幸いなことに、ほかの地域行政機関や民間病院にも、このような保健所の新たな活動に協力してくれるところがあった。たとえば、体育館などの施設の使用に積極的に協力してくれた市町村があった。あるいは地域の病院（宇和島病院）もまたソーシャルワーカーを保健所に派遣し、新たなデイケア活動をサポートしようとした。

さて、さっそく五月に入ると、保健所でこのデイケア活動のためのミーティングを行うべく、生徒に声をかけた。すると意外にも生還生徒九名全員が参加した。生徒たちにとっても、学校を卒業できたことは喜ばしい反面、拠り所を失ってしまうような不安感や危機意識は強かったのである。

保健所では、このまったく新しい試みを始めるにあたってまず心をくだいたのは、生徒の自主性をいかに尊重するかであった。当時、保健所活動の中で生徒のケアの中心となったのは松下久美子保健師である。彼女は、事故後から生徒たちのケアの中心的存在として熱心に活動しており、生徒からの信頼も厚かった。彼女は五月二日に行われたミーティングで、生徒たちにデイケア設置の目的を説明すると同時に、今彼らが何を必要としているか、何をしたいかをくわしく尋ねた。

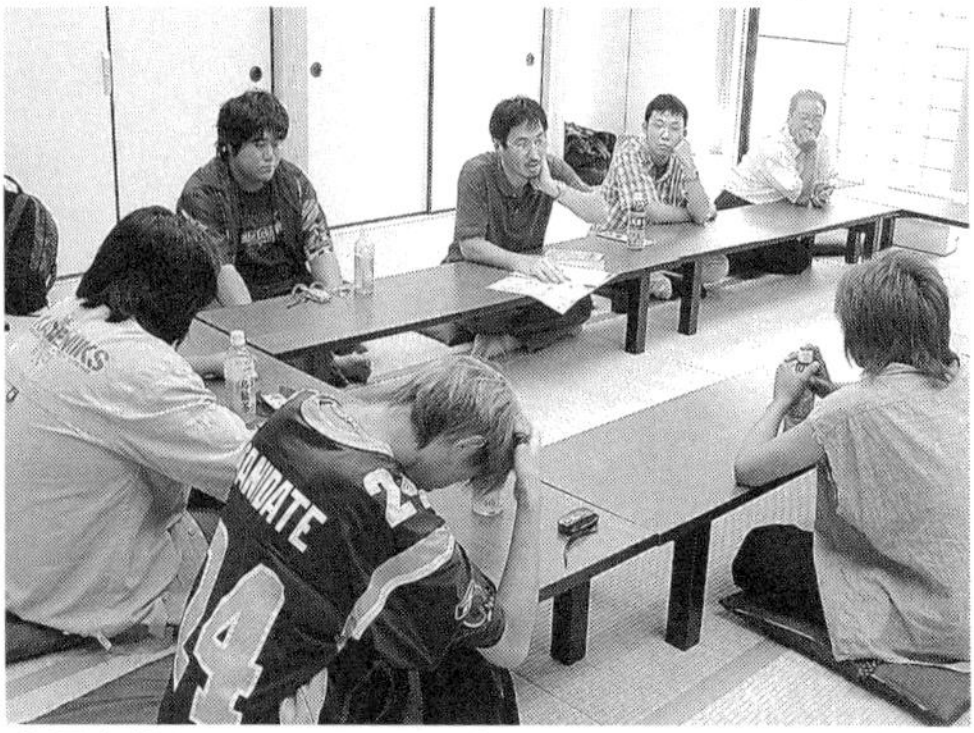

生還生徒とスタッフとのデイケアのミーティング風景
（松下久美子保健師提供）

スタッフと生徒との話し合いの結果、以下のようにデイケアの概要が決まった。活動日は週二日、活動時間は、昼夜逆転している生徒らの生活状況を鑑み、午後二時から四時とした。活動内容は生徒らと話し合って決めるが、とくに生徒たちの希望が強かったのはスポーツだったので、毎週一回はこのスポーツを中心としたプログラムを行い、残り一日はミーティングを行うとした。そのほか、年に二回の研修旅行のプランも考えた。スタッフは保健師とソーシャルワーカーが担当した。

さて、いざ始まってみると、最初こそは昼夜逆転した生活リズムのため、来所できない、あるいは遅刻する生徒も多かったが、次第に積極的に参加できるようになってきた。プログラムとしては、卓球やテニス、フットサルなどのスポーツが多かった。最初はすぐに息が上がっていた彼らであったが、やがて身体が慣れるにしたがい、とてもスタッフがついていけないくらい活発になった。

生徒たちも、みんなでスポーツをして汗をかくなど久しぶりであったし、心から笑うことができたのも久しぶりであった。今までも医師や保健師からは、「リハビリテーションの重要な一歩はまず楽しむこと」と繰り返し伝えられていた。しかし実際には、宇和島市内でどこか気晴らしをしようとしても、「有名な」彼らはすぐに目立ってしまう。たとえばある生徒は久かたぶりに釣りに行って、のんびり海岸で釣り糸を垂れていた。するとすぐに、「生徒が学校をさぼって釣りをしていた」という噂が流れてしまった。やがて彼らは、人前ではなるべく笑わないようにしようとさえ思うようになった。悲嘆やＰＴＳＤ症状に加え、このような環境的ストレスもまた、生徒たちの萎縮を強めていたのである。

しかしこの保健所デイケアでは、リハビリテーションを行う場としての意義・目的が明確化されていて、治療的枠組みがしっかり作られていた。生徒たちの「遊び」はプログラムの一つの重要な要素として保証され、むしろ積極的にうながされた。このような保証された空間であったからこそ、生徒たちはほかの目を気にすることなく、安心して楽しむことができたのである。ある生徒の言葉を借りれば、ようやく「遊ぶ自分を許せるようになった」のである。

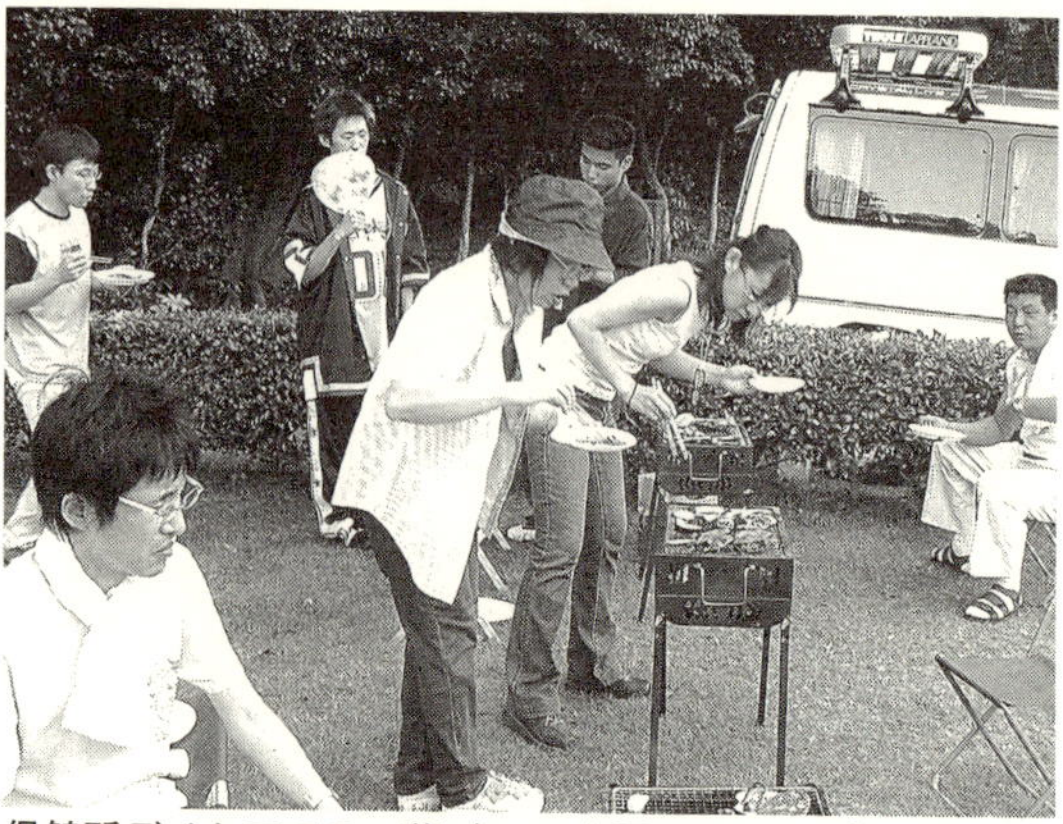
保健所デイケアでの一幕（2003年夏のキャンプ）
（松下久美子保健師提供）

実際デイケアでは、生徒はスタッフとともに、体育館で汗を流したり、料理を作ったり、あるいはみんなでキャンプをしたりと、誰に気を使うことなく笑い、楽しんだ時間を過ごせた。筆者も一度、彼らの活動に飛び入り参加したことがある。近くの保養施設でゴーカートに乗るというレクリエーションであった。さすがにいい年をしてと照れくさかったが、生徒たちから冷やかされながらも、久かたぶりにゴーカートに乗ってみた。そのときの生徒たちの屈託のない笑顔は、忘れることができないほど、それまで見たこともないものだった。彼らにとって、このような楽しい時間をもてたのは、一体いつ以来だろうか。ようやく彼らは、以前の若者らしさをとりもどしつつあった。

そのうち生徒たちは、アルバイトなどの就労活動にも意欲をみせるようになった。船には乗れないけれども、今できることからやろうという気持ちになりつつあった。まだまだ不安症状が強い、あるいは集中力が乏しい生徒も多かったが、親戚の家の仕事を手伝ったり、ハローワークの紹介でウエイターなどのアルバイトに行ったりと、少しずつ「働く」ことにも慣れてきた。失敗することもあったけれども、生徒どうしで情報を交換し、知恵を出し合いながら、どのような仕事が自分に向いているのか、積極的に模索し始めたのである。

さて、図Ⅰ-14には、デイケア開設以来の生徒の通所状況と就労状況が示されている。六月から八月までは、平均して三～五名が一回のデイケア活動に参加している。その後、生徒たちは少しずつ就労できるようになり、就労者の増加とともにデイケア参加者は徐々に減少していく。結局二〇〇三年十二月には、ほとんどの生徒が就労や学校など何らかの社会活動に従事できるようになり、デイケアは開設後約半年でその役割を終えた。ただデイケア終結にあたって、生徒から「何かあったとき、生徒どうしで顔を合わせる場がほしい」という希望も強かったので、生徒らが保健所に集まれるようにと、月に一回「つどいの日」を設けることにしたのである。

考えてみると、保健所は乳幼児や老人のための場というイメージがあるだろう。十代後半の茶髪で元気な盛りの若者が保健所を居場所と熱心に来所するなど、およそ聞いたことがない。それは、宇和島中央保健所スタッフと生徒との関係の良好さをよく物語ってい

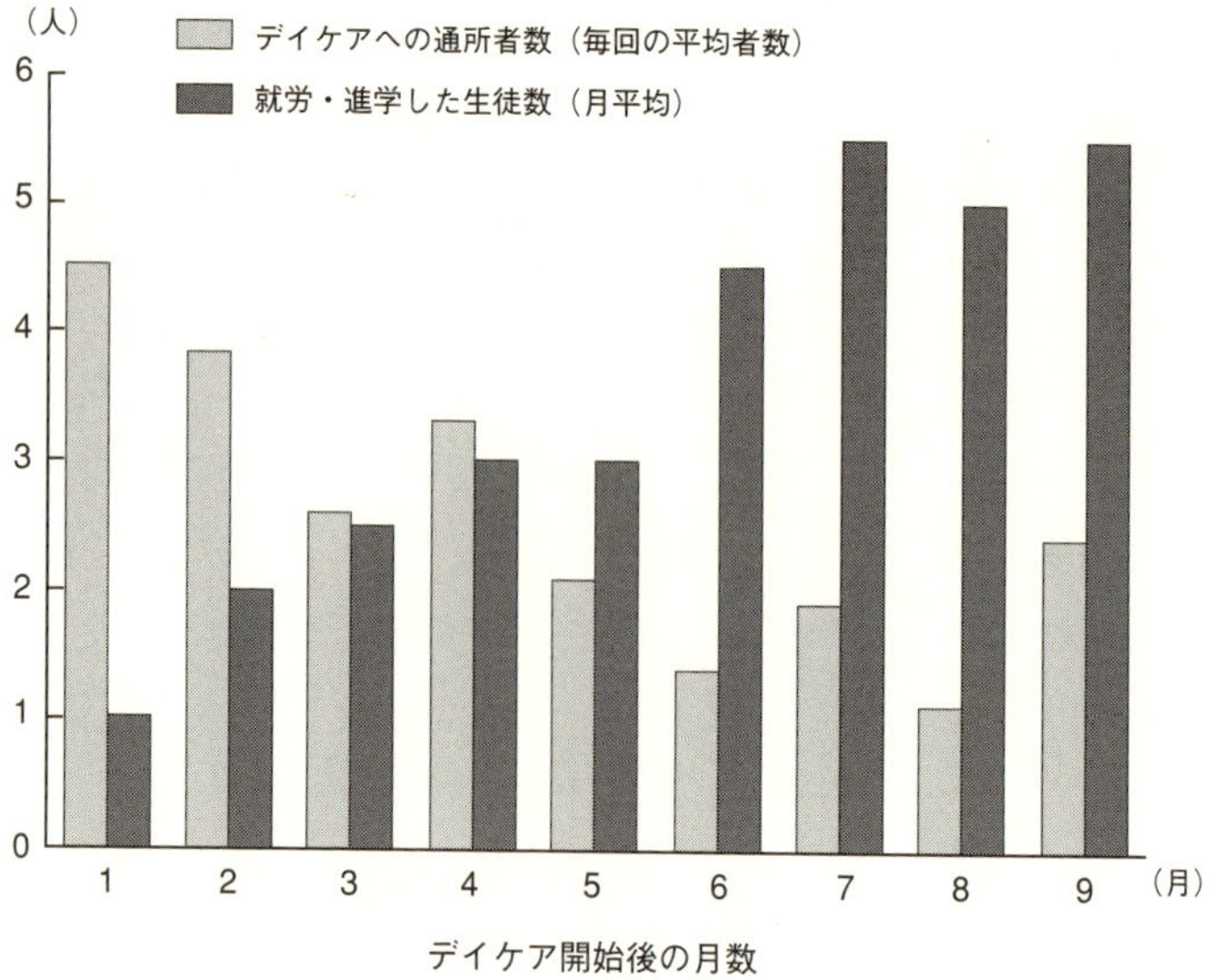

図I-14　デイケア開始後の通所者数と就労・進学者数の推移

る。そしてこの堅牢な関係性を基盤として、学校卒業後の、ある種「根無し草」的になりつつあった生徒を、デイケア活動の中で下支えできたのであろう。短期間であったにせよ、保健所デイケアが生徒たちの同一性の再獲得に寄与した役割は非常に大きかったといえる。

また本活動は、精神科デイケアの幅広い可能性を示唆したものでもあった。従前より、デイケアのもつ統合失調症の患者に対する有効性は、多くの報告がある。しかし筆者は以前、境界例の若年患者などに対しても、デイケアが有効性を発揮できる可能性を論じたことがある。[(1)]そのほか、最近ではうつ病や引きこもりのケースに対するデイケアもまた有効であるという報告もある。今回の宇和島中央保健所の試みもまた、デイケアの治療有効性の広がりについて、一石を投じたものといえよう。

ＰＴＳＤの治療として認知行動療法や抗うつ薬が有効であることは、よく知られている。しかし、今回のような精神科リハビリテーションもまた、ＰＴＳＤの慢性患者に対しては、非常に大切である。

ＰＴＳＤの転帰が影響を受けるのは、その契機となった体験内容や、あるいはその後の医療行為ばかりではない。たとえば、トラウマ体験後のさまざまな資源の喪失、たとえば経済的困窮、あるいは職や住居の喪失、家族や仲間からの孤立化といった問題でも、非常に大きな影響を受ける。[2]生徒たちの場合もそうである。悲嘆症状やＰＴＳＤ症状のため、多くの生徒が居場所を失い、仲間との関係性を失った。また将来の希望すら失いつつあったのである。

したがってこのような喪失をいかにくい止めるかもまた、ケアや治療を進めていくうえで非常に大切であるし、今回のようなソーシャルワーク・レベルでの介入が必要不可欠となるのである。こうした地域によるリハビリテーションの結果、生徒が最終的にどのような転帰をたどったかについては、後章でくわしく述べる。

◆参考文献

(1)　前田正治「デイケアにおける境界性人格障害の治療経験―その有効性に関する諸考察―」『臨床精神医学』二三、一三七三―一三八一、一九九四

(2)　Ozer, E. J., Best, S. R., Lipsey, T. L., Weiss, D. S.: Predictors of posttraumatic stress disorder and syndrome in adults: A meta-analysis. Psychol. Bull., 129; 52-73, 2003.

第7章　補償交渉と元艦長の謝罪

本章では、えひめ丸事故後の重要な二つのエピソードについて触れる。一つは、米国海軍との間で行われた補償交渉の成り行きであり、あと一つはワドル元艦長が来日し、謝罪したことである。この二つのエピソードは、えひめ丸事故の特殊性をよく物語っている一方で、加害・被害関係が生じるトラウマ場面では避けては通れない、補償と謝罪という普遍的問題も内包している。

もちろん筆者は医師として補償交渉に参加したのであり、補償交渉の委細について知悉《ちしつ》する立場ではなかった。また、つまびらかにできないデリケートな事柄もある。しかし、補償交渉にせよ、元艦長の謝罪にせよ、二国間の文化の相違を越えて、われわれにとって学ぶことが非常に多い体験であった。したがって語ることのできる範囲で、この二つのエピソードをふり返り、二国間にまたがった補償と謝罪の問題について考えてみたい。

１　えひめ丸事故と補償交渉

ＰＴＳＤ概念の普及とともに、治療者を大いに悩ますのが補償の問題である。ＰＴＳＤがしばしば事件・事故被害者に認められることから、治療者は損害保険交渉、労働災害認定、民事裁判など補償の問題につきまとわれる。これがいやで、ＰＴＳＤ診断を躊躇する、あるいはＰＴＳＤ患者を避ける治療者も少なくない。筆者もまた被害者や被災者の治療に関わりが増えるにつれ、意見書を書いたり、あるいは証人尋問に応じたりすることが増えてきて、日常臨床では相当な負担となっている。

ましていわんや今回の事故は、日米両国の外交的問題にも発展しかねない、両国国民の関心を集めた重大事故である。筆者は、第２章に記したような次第で、被災者のメンタルヘルスに関する意見書作成という仕事を引き受けたものの、先行きに対する不安は尽きなかった。補償交渉は一体どのようになるのか、もし補償交渉がうまくいかなかった場合、裁判はどのように進むのだろうか。ＰＴＳＤに関する他国間交渉などまったく前例がないだけに、皆目検討がつかなかったのである。

さて本事故の被災・被害対象者は、大きく分けると、遺族や生還生徒・乗組員など直接の個人としての被災・被害者と、えひめ丸を失った愛媛県の二者である。したがって補償交渉は、米国海軍、愛媛県、被災者の三者間で始まった。ただし第1章で述べたように、本事故は、米国原潜「グリーンビル」の過失が明白であり、また米国政府も早々にこれを認めたことから、「米国海軍」対「愛媛県」と「被災者」という構図となった（法律論から、この構図に批判的な考えもある）[(4)]。

愛媛県は、もっぱらえひめ丸の船体補償や県費の補償を米国側に求めた。一方被災者は、豊田弁護団と畠山弁護団の二つの弁護団に分かれて補償交渉に臨んでいた。生還生徒に関しては、その全員が畠山弁護団に代理人を委任していたので、筆者もまた畠山弁護団と関わることが多かった。生還生徒はまた、重篤な身体外傷をもった人はいなかったので、補償交渉の焦点は生徒のPTSDをいかに認定するかにあった。とくに生還生徒の、輸送災害としてはあまり前例がないほど高いPTSD有病率やその重症性に関しては、補償交渉では相当の議論になることが予想された。

しかし、このようなある種純粋な医学的判断をめぐる争点の前に、日米両国の国民感情の相違、あるいは外交上の問題など複雑な要因が、本交渉には多く横たわっていた。

2　本事故をめぐる日米両国の国民感情

前述したように、本事故は日米両国民の感情を大きく揺さぶっていた。えひめ丸とグリーンビルの衝突は、日米関係を損ないかねない「文化の衝突」[3]でもあった。この事故をめぐる両国の国民の反応をふり返ってみたい。

本事故は米国原潜（原子力潜水艦）が急速浮上して訓練船に衝突したという海難事故であり、原潜側の過失はあまりにも明白であったので、当然日本国民の怒りは激しかった。しかも乗組員や教師のほか、高校生が四名も行方不明となっている。しかも原潜は、救助活動すらろくにしていないようだ。さらに驚くべきことに、原潜には事故当時一般市民が多数乗船しており、あまつさえ一部は事故時操船まで体験していたのである。日本国民の米国原潜に対する怒りは否応なしに高まった。なにしろ自国の首相でさえ、（すでに不人気であったとはいえ）本事故はまさに「最後の一撃[3]」となったほどである。

このような日本世論の怒りは、米国民には理解しがたい側面もあった。たとえば当初米国メディアが、えひめ丸のことを〝fisheries training vessel（海洋実習船）〟ではなく、〝fishing boat（漁船）〟と紹介したことに、日本のメディアは大きく反応した。若者の死を無視しているのではないかと。
　またワドル艦長が、妻と手と手を取り合って査問会議に出席する姿の写真が報じられた。当事者が家族と寄り添いながら法廷に向かうというのは、米国では当然のことであるし、むしろそうしなければ家族からも見放されているといったネガティブな見方をされることさえある。しかし、多くの日本人の受け取り方は違った。「行方不明者家族が肉親と切り離された苦しみにあえいでいるときに、艦長ともあろうものが、仲良く奥さんと手を取り合って公に姿を現すとは何ごとか」という怒りである。

　また謝罪をめぐっても、両国の国民感情は際立った違いをみせていた。当初ブッシュ政権がただちに自国側の非を認め、異例のすばやさで謝罪をしたことは、多くの日本人から好感をもたれた。むしろ自国政府の対応のまずさのほうが目立っていた。しかし大統領や国務省・国防省の長官の謝罪はあったが、肝心のワドル艦長は、弁護士の忠告もあって沈黙を守っていた。行方不明者家族は、現場の責任者であるワドルの直接の謝罪を強く求めたし、多くの日本人もそれは当然の要求だと感じた。

　そのような中で、「ワシントンポスト」に、当時の米国世論の一端を示すようなある論文が掲載された。タイトルは「われわれはもうすでに十分謝罪した（We've Apologized Enough to Japan）[1]」である。内容は、おおよそ以下のようなものである。少し長いが、抜粋を記す。

「えひめ丸が沈没したことに関して、われわれはもうすでに十分謝罪した。ファルーン提督、ブッシュ大統領、パウエル、ラムズフェルド両長官など、みな頭を下げた。この事故はたしかに悲劇である。行方不明者の家族の苦しみは計り知れないし、家族が船体引き揚げなどを強く要求するのは理解できる。

しかし、ほかの日本人は、編集委員から節操のない政治家まで、そのような要求を言う資格はない。彼らの言い分を聞けば、まるで米国人は日本人の死について鈍感で無頓着であるかのようだ。まるで犯人呼ばわりだ。しかしこの衝突はいかに悲劇的であっても、それは事故にすぎないのである。

このような次々の謝罪の要求は、日米の文化の違いからきているのかもしれない。しかし、むしろ非常に偽善に聞こえる。日本人は従軍慰安婦や南京虐殺をめぐる問題で多大な犠牲を他国民に強いたにもかかわらず、不承不承の謝罪しかしなかったし、それどころか事実さえ疑ってかかっている。それに比べ、米国民はアフリカで奴隷制について謝罪したし、アメリカ大陸でインディアンが差別され、不公平な扱いを受けたことに率直に謝罪してきた。悪いことをしたら謝罪するのは当然だ。

……繰り返すが、われわれは謝罪している。すべての米国人は謝罪している。グリーンビルになにかとんでもないことが起こってしまった。そしてえひめ丸が沈み、九名の人々が亡くなったことに対して謝罪する。しかし同時にわれわれは第二次世界大戦以降、日本の安全を保障し、国家再建に手を貸し、堅牢な同盟国であり、よき友人でもあった。

これ以上謝罪を要求してほしくない」

このような記事に接した日本人の多くは、怒りをおぼえたことだろう。では、米国の原爆投下は何だったのか、それについては、米国はなぜ謝罪しないのか。そうすると米国人は次のように問う。そもそも真珠湾を奇襲した日本が悪かったのではないか。今でも真珠湾の底には多くの米国人が、引き揚げられることもなく眠っている、と。

これまで日米間で幾度となく繰り返されてきた、謝罪と問責の応酬、循環である。えひめ丸事故は、この亡霊のような循環をまたぞろ引きずり出してしまったようであった。政治学者のカーティス・マーティンは、「えひめ丸の沈没：同盟関係が揺れる中での、文化、安全保障上の関心、そして国内政策との相互作用」と題する論文(3)の中で、えひめ丸事故をめぐって現出した、両国間に横たわる文化的相違について、表Ⅰ-2のようにまとめている。この表をみると、

表 I-2　えひめ丸事故の解釈をめぐる文化的相違[(3)]

米　国	日　本
・個人主義者	・集団主義者
・日本人が安全保障面で米国に感謝することを期待	・もっとも重要な同盟国として尊厳ある扱いと正しい品行を期待
・軍への高い尊厳	・軍への低い尊厳
・多くの事故が起こっている	・「事故」は、米国文化の粗暴さと乱雑さのあらわれ
・被告としての然るべき手続きを強調：判断は差し控える	・十分で率直な謝罪と何が悪かったのかを明らかにすることを強調
・「よき愛国者である米国人」がおかれた悲劇的状況への同情	・犠牲者と家族への関心
・定められた作業手順にしたがって粛々と調査と救助、回収が行われるべき	・「行方不明」として早々に捜索が打ち切られるべきではない ・犠牲者の回収と、主観的な思いが大切
・謝罪は、自らの有罪を認めること	・謝罪は自らの有罪を認めることではなく、よい関係を再建するために行うもの
・史的意義は低い：日本は許し、そして忘れるべき	・過去の米軍の違法史としての意義がある
・日本は自らの過去については批判しないようだ	・米国は自らの過去については批判しないようだ
・日本は防衛義務を公平に果たしていない	・日本の誠実さや貢献は、十分評価されていない

文化的立場、あるいは政治的立場の相違はもちろんのことであるが、加害者的立場と被害者的立場から生じた相違もまた大きく、これらの要素が混然となっていることがわかる。

そして、このような多くの、そして埋めがたく思われる多次元的な国民感情の相違が噴出した中で、米国海軍との補償交渉が始まったのである。多難な交渉が予想された。

3　実際の補償交渉—とくにPTSD診断をめぐって

米国海軍との間で行われた補償交渉の中でも、ここではPTSD診断をめぐって行われた交渉について述べる。米国国内法の定めで、補償交渉は、二年を限度に終了しなければ自動的に米国国内の裁判に移行することが決まっていた（図I-15）。少なくとも畠山弁護団は、補償交渉による解決が望ましいと考えていたし、われわれ医療の専門家も、被災者のおかれた深刻な状況をみれば、一刻も早い決着が望ましいと考えていた。

そもそも裁判になれば、米国国内の裁判所、たとえばハワイ州かワシントンDCで本件の審理が行われるらしかった。そしてまた陪審員が全員米国市民という状況では、一体どのような結末になるのか、行方がわからない。

実際には、筆者が生還生徒の診断書ないしは意見書を作成し、「兵庫県こころのケアセンター」の加藤医師が生還乗組員の分を作成した。それらの意見書はかなりの長文となった。そして問題の生還生徒の有病率の高さは、とくに紙幅を大きく割いて、ほぼ第3章で記したような論拠を仔細に展開した。

一方、米国海軍のほうはエバンス大佐が司法面での責任者であった。そして精神医学的診断に関する専門家として、司法精神医学の権威であるミルズ医師が米国側から反論することとなった。しかし意見書や診断書を送付したあとから、メディアを通じて、しきりと米国側の「日本の診断は不正確である」旨の報道がなされていた。もちろん補償交渉は、原則として非公開で行われる。被災者に関しては、プライバシー保護の観点からとくに守秘は重視されていた。したがって、正式な交渉に入る前から、どうしてこうした所感が米国側から報道関係者に漏れているのか、非常に不快な思いがしたものだった。

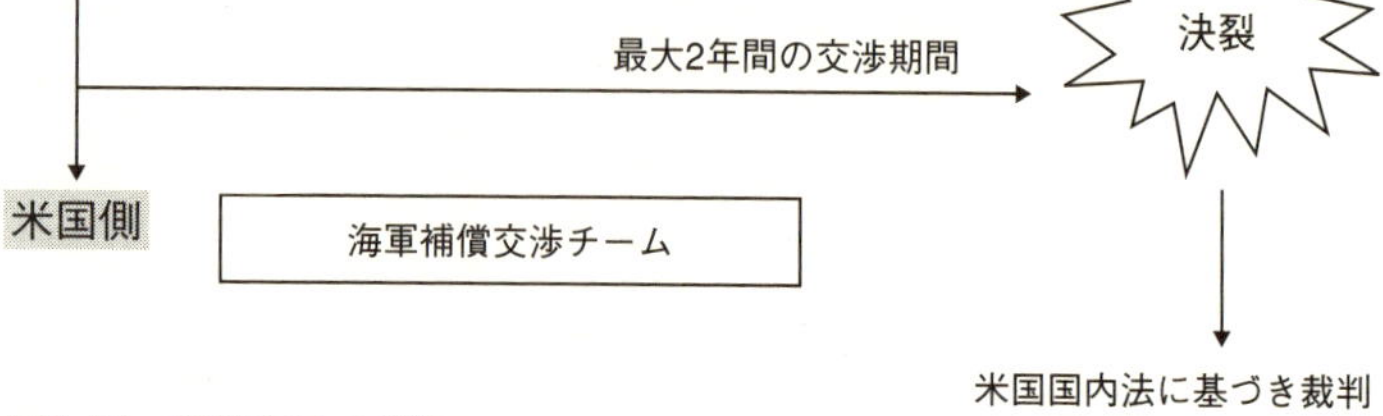

図I-15　補償交渉の構造

　実際の医療面に関する補償交渉は、事故後一年を経過した二〇〇二年三月十日に、大阪の米国領事館で行われた。交渉は、米国国内にいるエバンス大佐、ミルズ医師らと、衛星回線を使ったテレビ会談の形をとって行われた。会談は四時間以上に及んだ。大きな論点は、予想どおり、生徒たちの非常に高い有病率であった。

　われわれの、今回の事故は通常の輸送災害にそのアナロジーを求めるべきでなく、むしろ若年帰還兵にそれを求めるべきとの主張には、米国側はまったく首肯《しゅこう》しなかった。ミルズ医師は、一般に戦場での兵士は、戦友が横でばたばたと血まみれで死亡していく、そのような陰惨な状況下でＰＴＳＤになるのだと主張した。

　しかしわれわれもまた、今回の事故の悲惨さを強調した。短時間であっという間に、非常に親しかった友人を多数失ってしまったのである。戦争なら、相当程度死を覚悟することもできるだろうが、生徒らはもちろんそうではなかった。彼らに深刻なトラウマが生じたのは当然である。おおむねそのような反論を行った。

　診断に関する論争が白熱するなか、もともと米国側から出されていた考えであったが、被災者が同意すれば日米合同の調査チームを設けてもよいというわれわれの考えを伝えた。生徒ら生存者からすると、加害者的立場の国の専門家から診察を受けるなどとんでもないということにもなるだろう。

しかしながら、いよいよ交渉が行き詰まれば、もはや米国の専門家に生徒の様子を直接みてもらうほかない。当初はミルズ医師も強くそれを望んでいたし、われわれもまた基本的にはなんら隠すことではないと考えていた。そして、いざそうなれば、「君らの苦しみを直接伝えるチャンスだ」と生徒らを説得するつもりだった（結果的には、この日米の合同調査は行われることはなかった）。

こうして、ひとしきり診断に関する厳しい論争が終わると、次は今後の回復の見通し、あるいは治療の行方に焦点が移っていった。当時生徒たちは、どうにか卒業はできたものの、その後については確たる方針が定まっているわけではなく、あるいは回復の目処が立っているわけでもなかった。多くの生徒が引きこもりの生活を続けており、すでに慢性化・遷延化の様相を呈していた。

このような生徒らのＰＴＳＤ遷延化の第一の原因は、いうまでもなく外傷体験の強度にある。すなわち症状の重症性にある。一方、日本における精神医療に関する偏見の強さもまた、治療やケアを受けることの阻害要因になっている可能性についても、率直に認めざるを得なかった。ただ、このような治療に関する交渉では、診断をめぐる厳しいやりとりとはずいぶん違った雰囲気で進められた。

もちろんわれわれは、生徒の治療の進展を望んでいる。そして米国側にとっても、生徒の治療が進み早期の回復がもたらされることは願ってもないことである。この点では両者の思惑は一致していた。また筆者は、若年帰還兵のＰＴＳＤモデルで発症率の高さを理解していただけに、帰還兵の治療・ケアに関して豊富な経験と実績がある米国側に、担当医として尋ねたいことがたくさんあった。

筆者は率直に、次のようにミルズ医師に尋ねた。「われわれもこのような生徒の重症さに驚いているし、戸惑ってもいる。さきほど主張したように、もし彼らの発症モデルが若年帰還兵のそれだとすれば、貴国のほうが治療の経験がはるかに豊富である。貴国ならば、どのように治療やケアを進めるだろうか」。この質問に対し、ミルズ医師からも熱心な助言があった。彼もベトナム帰還兵の治療の豊富な経験があった。その助言の一つは、集団療法的なアプローチである。たとえば、トラウマから離脱した経験ある兵士と、そうでない兵士との集団療法である。これは、いわば[注]ピアサポート、あるいは[注]ピアグループワークといってもいい（のちにこの助言の有用性は、保健所デイケアの成功で一部証明された）。

いずれにせよ、この補償交渉で印象的だったのは、ミルズ医師が「自分は米国海軍との間で医学的助言者としての契約を結んではいるが、軍属というわけではない。軍とはあくまで立場が違う」と繰り返し述べていたことである。このようなミルズ医師の言明によって、日米の専門家どうしのより率直な意見交換がうながされたのは間違いない。

さて、筆者は補償交渉の顚末について詳細を語る立場にない。ただ結果からいうと、ほぼわれわれの主張が受け入れられる形で、畠山弁護団による補償交渉は終結した。このように補償交渉が最終的には円満裏に終結した背景には、日米同盟を重視するという伝統的な外交的配慮が当然あったものと思われる。また、事故後まもなくして起こった九・一一同時多発テロ事件の影響で、対テロ戦の同盟強化を最優先したいという米国内の事情もあったのかもしれない。しかし、ことPTSD診断に関していえば、第2章で述べたように、CAPSをはじめ、交渉の基礎となる資料を作れるだけの信頼性のある診断ツールを用いることができたことが大きかった。これらを用いたからこそ、診断の正当性に関して、米国側と同じ土俵で論じ合えたと思う。

4　ワドル元艦長の来日謝罪

さて、すでに述べたように、遺族や被災者は、事故時の直接的責任者であったワドル元艦長に対して謝罪を強く要求していた。そしてまだ補償交渉妥結に至っていない豊田弁護団もまた、ワドル元艦長の公式の謝罪を、事故原因の究明や再発防止対策と並んで、交渉妥結のための重要な条件としていた。実際には、事故後、ワドル元艦長は査問会議の際に遺族に謝罪していたが、法的理由からこれ以上の謝罪はできないということであった。ただ彼自身、もし交渉が終結する目処が立てば、ぜひ来日して謝罪したいと繰り返し言明していた。

二〇〇二年十一月、その豊田弁護団から矢野副知事に、ワドル元艦長の謝罪に関する非公式な打診があった。元艦長は十二月十三日に来日、十五日に宇和島市入りするという日程であるが、県や畠山弁護団担当の遺族、あるいは被災者に謝罪する機会がもてるだろうかという相談内容だった。

そのとき、矢野副知事は、遺族や生還者の気持ち、あるいは保安上の問題などを指摘し、豊田弁護団に対し慎重な対応を求めた。(5) 同じ頃、筆者のほうにも、ワドル元艦長の知人で米国在住の仲介者から、「謝罪に関して、生徒の気持ちはどうだろうか」という旨の打診があった。

実際のところ、元艦長の謝罪に関して、多くの遺族や被災者の気持ちは複雑で、揺れ動いていた。土下座でもして謝ってほしいというような気持ちと同時に、顔も見たくないという拒絶感情もまた強かった。そこで宇和島中央保健所は、ワドル元艦長の来日謝罪に関して、生徒やその家族にワドル元艦長謝罪に対する気持ちを尋ね、確認した。そうすると生徒の考えは、会ってもいいと答えた者も少数いたが、多くは今さら会いたくない、謝罪するのならもっと早くにしてほしかったという考えだった。生徒たちには、元艦長と直接対面すれば、強い怒りの気持ちが吹き出し、どのような行動をとるかわからないといった、自らへの恐れもあった。

このような生徒たちの意向を確認したので、打診があった仲介者に対して、個人的見解と前置きしたうえで、少なくとも生徒たちへの謝罪は遠慮したほうがいいのではないかとの考えを伝えた。しかし、ワドル元艦長の来日謝罪の意思は頑なだった。もし生徒をはじめ、遺族の多くが会ってくれないとしても、来日し謝罪をするという強い決意があった。

筆者は、率直なところ、最初はワドル元艦長の来日謝罪の主意がどこにあるのか疑っていた。豊田弁護団との補償交渉の条件の一つを満たすためだけに来日するのではないか、単なるパフォーマンスではないかと疑っていたのである。だとすると、多くの遺族あるいは生還者の気持ちを逆なでしかねない、大変迷惑な話だと思っていた。したがって、記者会見でも、ワドル元艦長の来日謝罪によって生還生徒たちの心がさらに傷つくかもしれない懸念を表明した。

しかし、仲介者とメールや電話で何度もやりとりしているうち、ワドル元艦長が真剣に、そして真摯に謝罪をしたいという気持ちでいることが、次第に伝わってきた。たしかに謝罪するだけであれば、多くの被害・被災者が来日を望んでいない以上、米国内で、ワドル元艦長がなんらかの言明を行えば事足りる話である。あるいは来日したとしても、せいぜい東京かあるいは松山市まで足を運ぶにとどめ、そこで謝罪をすればいいのである。ワドル元艦長としても、直接遺族や生還者に会うのは相当につらいはずだ。

にもかかわらず、ワドル元艦長は、遺族や生存者らに直接会って謝罪をしたいという固い意思をもっていた。もし会ってもらえないのなら、せめて宇和島水産高校の慰霊碑に花を手向けたいという。すなわち彼は、怨嗟の念がうずまくこの宇和島の地に、どうしても足を運びたいというのであった。

ワドル元艦長は、なぜこれほどまで、宇和島に来ての謝罪に固執するのだろうか。当時のワドル元艦長の気持ちを憶測するうえで、次に紹介する彼自身の手紙は役立つかもしれない。これは加古知事、あるいは矢野副知事に同年十二月三日付けで送られてきた手紙である。(5) 少し長くなるが、そのほぼ全文を引用する。

「拝啓　加古知事殿

「えひめ丸」の悲劇における私の役割について、個人的謝罪をするために愛媛を訪れることができるよう、ファーゴ海軍大将及び米海軍との交渉にご尽力戴き、心から感謝申し上げます。……

ファーゴ海軍大将が、私個人の謝罪したいという深い願望と米国の法的伝統の要請との狭間での難しい葛藤状態を説明した時、二〇〇一年二月の愛媛新聞掲載の貴殿のコメントは非常に優しいものでした。犠牲者に対する謝罪の手紙は書きましたけれども、私が宇和島に行くと最初に公けにした時から、長い年月が経ったことを残念に思っています。大変遅れましたことを心からお詫び申し上げます。

最初に約束をしてからの年月、この遅れが愛媛県の人々や悲劇の犠牲者のご家族に対して引き起こしている深い痛みが、毎日私の心に重くのしかかっています。すべての犠牲者に対してようやく約束が果たせることが何らかの形で、苦しんでおられる方々の痛みを和らげることになることを願っております。

ご存知だと思いますが、私はついに約束を果たすことができ、十二月十五日に一私人として宇和島に参ります。あまりにも遅れたために多くの人々が私を批判し、私の真剣な気持ちを信用しないかもしれないということは、私もわかっています。このような感情が非常に深いので、愛媛県立宇和島水産高等学校の校長先生が愛媛新聞において、私が高校の犠牲者慰霊碑に献花することができないかもしれないと述べられたと知り、大変悲しい思いです。

しかしながら、私に対するこのような否定的な感情にもかかわらず、たとえ公に批判されることになろうとも、私は宇和島に行く人間的責任を持っております。すべての犠牲者からあらゆる言葉に耳を傾けることによって約束を果たすことが、私の義務であります。私は、私の謝罪を進んで受け入れて下さる犠牲者とともに、公でない場で公でない形でお会いすることを望んでいます。報道関係の干渉のない、宇和島の人々にこれ以上ご迷惑をかけないような静かな訪問が私の心からの願いです。

私自身の心からの謝罪の申し出がさらなる苦しみを生み出すことのないよう願います。たとえ誰一人として私と会うつもりがなかったとしても、高校の校門のところに立ち、犠牲者とその家族のために祈りを捧げることが、私の過失により失われた命、また、永遠に変えられた多くの命に何らかの平穏をもたらすことを望みます。

このような状況の下で、貴殿、あるいは他の県関係者が同席下さること、あるいは、私が貴殿にお会いし、個人的謝罪を申し上げることは可能ではないかもしれないということは分かっています。しかし、愛媛県民を代表して、この時を可能にしようと努めてくださる貴殿の誠実さに感謝申し上げます。

可能ならば、犠牲者とその家族の方々に、私の心からの謝罪の気持ちと、私自身が謝罪することによってすべての犠牲者に約束を果たしたいという切実な願いを届けて下さい。
私は人生の残りも、深い後悔の念とともに生きていくつもりです。……

敬具

スコット・ワドル」

のちに考えると、この手紙こそ、ワドル元艦長の気持ちを掛け値なしによく表しているものだった。彼を謝罪へ駆り立てたものは、「もし許されるなら」といった希望や打診でなく、「謝罪しなければならない」という非常に強い義務感、彼の言葉を借りれば「人間的責任」であった。

ただ当時、筆者には、このようなワドル元艦長の謝罪に対する義務感の源が一体どこにあるのか、よくわからなかった。神の前での謝罪・懺悔といったキリスト教的義務感なのだろうか。あるいは軍人としての責務と考えているのだろうか。たとえば謝罪をしないことは、逃げて責任をとらない、卑怯千万なことだと考えているのかもしれない。あるいは、それらの思いがないまぜになった、混乱した心境なのかもしれない。いずれにせよ、元艦長の来日謝罪の意思は固く、むしろ鬼気迫るものがあった。

筆者は当時、この手紙の存在を知らなかった。しかし、次第にワドル元艦長の「謝罪したい」

という言葉を、本当に信じてもよいのではないかと考えるようになっていったのである。

また筆者にとって、もう一つ懸念することがあった。それは、元艦長が宇和島まで謝罪に来たにもかかわらず、彼自身が案じているように、生徒の誰も謝罪を受けなかった場合のことである。それは、どのように両国民の目に映るのだろうか。たとえば、どこかの通信社が、門が閉ざされた宇和島水産高校の前で誰にも会えずうなだれている元艦長の写真を世界に配信するとする。その写真が及ぼす影響、すなわち世論の変化を心配したのである。

「ワドルが真摯な思いで来日し、謝罪をしている。それなのに門前払いとは、なんという傲慢な生徒たちだ。いつまでも被害者感情に浸るな」などといった批判が日米双方から起こることは、容易に想像できた。生徒の苦しみを知っているだけに、そのような理不尽な非難が起こるかもしれないと非常に不安だった。

そこで、さっそく宇和島中央保健所に連絡をとり、ワドル元艦長の来日謝罪への対応を協議した。その頃、愛媛県の立場は複雑だった。愛媛県自体が被害者であることに加え、多くの遺族や生存者は会いたくないと意思表明している。加古県知事は個人的な見解として元艦長の気持ちを理解できると表明したが、県民感情も考えると、愛媛県が元艦長の来日を積極的に受け入れる状況ではなかった。

しかし、門前払いをしたという禍根を残すことは、被災者のためにもよくない。結局、宇和島中央保健所がひそかにワドル来訪の準備にあたることになった。ただ、実際にワドル元艦長が宇和島の地に来るとなると、謝罪会場の設定からメディア対策、あるいは元艦長の身辺警護などその準備は大変である。県警や他機関の協力を仰ぎながら、準備が進められた。

その一方で、筆者は急ぎ生徒たちに会い、思い切ってワドルに会ってみないかと謝罪会談への参加を呼び掛けてみた。生徒たちの気持ちを考えると、酷な提案だったかもしれない。しかし、もし直接の謝罪を受けるとなると、これが最後のチャンスである。「ワドルは真剣に謝罪したいと考えているようだし、覚悟もして宇和島に来るはずだ。君らのどんな気持ちをぶつけてもかまわないし、謝罪にあたって希望することがあれば何でも言ってほしい」と伝えた。

最終的には、四名の生徒と七家族が謝罪会見への立ち合いに同意した。その間、仲介者と謝罪の方法について打ち合わせした。元艦長側からは、謝罪会見はメディアに公開することなく行ってほしいという希望が出されたが、これは生徒たちもまた希望していることであった。また筆者のほうからは、生徒の希望として、出席できない生徒のために、全員分の謝罪の手紙を手書きで記してほしいと要望した。

二〇〇二年十二月十四日、成田空港に、支援者らとともにワドル元艦長が降り立ち、翌日にはさっそく宇和島市を訪れた。その頃宇和島市は、メディアが多数押しかけており、ようやく静穏さをとりもどした町もまた騒々しさに覆われてしまっていた。私服の警官が多数配置された厳重な警戒のもと、元艦長は宇和島水産高校を訪れた。学校関係者の対応こそなかったものの、学校側の配慮で校門は開け放たれていた。

元艦長は慰霊碑の前で献花した。その後、とあるホテルの会議室で、生徒らと家族、行政関係者らの前にワドル元艦長は立った。殺気立った雰囲気の中、元艦長は大柄な体をゆすりながら、ふりしぼるような声で謝罪の意を表した。

生徒たちの何人かが発言し、「なぜ浮上の前にきちんと海上を調べなかったのか」「なぜ早く救出しようとしなかったのか」などと元艦長を問いただした。元艦長は泣きながら、「私にも十五歳の娘がいる。責任を痛感している」と述べた。最後に彼は、

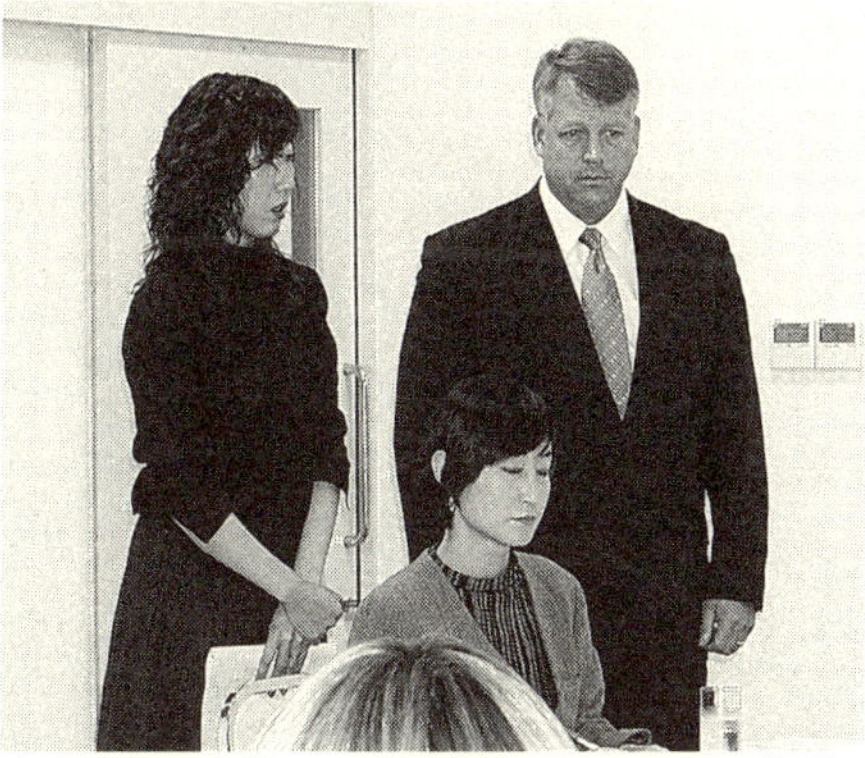

生還生徒や家族への謝罪会見に臨むワドル艦長
（松下久美子保健師提供）

九名の生徒たち全員への手紙を手渡し、謝罪会談は終わった。会談の終わり間際、ある家族が感極まったのか、じっと立ち尽くすワドル元艦長の手を握りしめたのが印象的だった。

元艦長の気持ちはともかくとして、この謝罪会談は、生徒たちにどのような影響を与えたのだろうか。生徒たちは会談後しばらくの間、元艦長の謝罪について多くを語ろうとしなかった。手紙にしても、ほとんど読むことができない生徒もいた。謝罪からさらに二年以上が経過して、筆者らはこのことを生徒たちや家族にあらためて尋ねてみた。

ある生徒は次のように語った。「ワドルの謝罪はずっと昔のような気もするし、ほんの最近のような気もする。会う前はとてもいやな気持ちだったけど、あのとき、もし会っていなかったら、やっぱり後悔しただろうな。直接ワドルの顔を見ないままだったら、やっぱり恨みは相当だったと思う」

また、ある家族は次のように語った。「こんなことを言うのも変ですが、ワドルは勇気があったと思います。よくここまで来て謝罪したなと。最初（謝罪に）来ると聞いたとき、どの面下げてと思いましたが、実際、ワドルが涙ながらに謝罪している姿を見ると、ああ、彼も苦しんでいたんだとそう思いました。そう思うと、少しほっとした気持ちになりました」

ここで、少し加害者による謝罪について考えてみたい。近年、刑事司法の世界で、「修復司法（restorative justice）」という考えが話題を集め、論争を引き起こしている。従来の、加害責任にみあう刑事罰を下すことに主眼がおかれる「応報司法」とは違って、加害者が罪を認め、弁償し、そして謝罪する。そうすることによって被害者が癒され、可能ならば加害者を赦免する。すなわち、これは和解（mediation）のプロセスである。

英国の法学者であるゲリー・ジョンストンによれば、犯罪が行われた結果として引き起こされる、加害者と被害者のバランスの崩壊をいかに回復するかについては、基本的に二つあるという。(2) 一つは打撃を受けた被害者のレベルまで加害者も落とす、あと一つは被害者を以前のレベルまで引き上げるかである。修復司法の考えは、後者の方法を模索するものである。(2)

ジョンストンによると、日本の司法制度は、欧米に比べるとよほど修復司法的であるらしい。たとえば犯人がすすんで罪を認め、改悛の気持ちを明らかにすれば、一等罪を減じられ、場合によっては執行猶予ということになる。しかし、このような修復司法的手続によって、被害者の癒しや回復がもたらされるかは、まったく疑わしい。少なくとも現在の日本では、被害者に支持されている司法システムであるとは到底いえない。

しかしまた、一方で単に加害者を厳しく処断さえすればよいかというと、それもまた疑問が残る。現在加害者に対しては厳罰化の方向にあるものの、それによって被害者が回復されるかというと、そうとばかりはいいきれない。法的には妥当らしい刑罰をたとえ加害者が受けたとしても、被害者の多くはその刑罰に納得しないものである。そしてまた、多くの被害者が加害者の心からの謝罪を求めていることもまた事実である。

ワドル艦長は事故後、軍法会議に付されることもなかった。かわりに、彼に下された処分、すなわち提督採決（アドミラル・マスト）は、二カ月の給与半額減給処分と戒告処分という、日本の遺族、あるいは生還者にとっては到底受け入れられないような軽いものだった。もちろん彼は事実上、軍を放逐され、社会的制裁も受けている。しかし、どれほどの遺族や生存者が、ワドル艦長のこうした処罰に納得しただろうか。ある生徒は、「ワドルがもし日本に来たら、ぶっ殺してやる」と話していた。それが、彼らの偽りない気持ちだと思う。

しかし実際に、大きな体で嗚咽《おえつ》しながら謝罪したワドル元艦長を見て、生徒たちの気持ちは変わっていったのである。

さて、先の修復司法の実施においては、コミュニティの積極的な関与が非常に重要であるという。(2) 当事者どうしだけでは、和解といった困難な道のりは到底歩めるはずもない。お互いに適切なコミュニティをもっていればこその和解のプロセスである。今回のワドル元艦長の訪日謝罪は、米国海軍の要請で実現したわけでも、あるいは愛媛県の要請で実現したわけでもなかった。彼自らの強い意志と、そして彼の支援者の熱心なはからい、さらには保健所スタッフをはじめとした宇和島の人たちの熱心な協力があってようやく実現した。すなわち、草の根レベルのネットワークで実現したのである。そこにこそ、政治的思惑や司法上の駆け引きを超えた、謝罪と和解の意味があるのだろう。

注　ピアサポート／ピアグループワーク（一六一ページ）　医師や看護師、その他専門職による支援ではなく、当事者間で行う支援やグループワークのこと。消防隊員や自衛官のように同職種間で行うサポートもこれに含まれる。自助的な活動を主体とし、トラウマケアの領域では重要かつ有効である。犯罪被害者の集まりや遺族の集まりなどもこれにあたる。

◆参考文献

(1) Cohen, R.: We've Apologized Enough to Japan. The Washington Post, p.23, February 27, 2001.
(2) Johnstone, G.: Restorative Justice: Ideas, Values, Debates.（西村春夫監訳『修復司法の根幹を問う』成文堂、東京、二〇〇六）
(3) Martin, C.: The Sinking of the *Ehime Maru*: The Interaction of Culture, Security Interests and

Domestic Politics in an Alliance Crisis. Japanese Journal of Political Science, 5; 287-310, 2004.

(4) ピーター・アーリンダー、薄井雅子訳『えひめ丸事件―語られざる真実を追う』新日本出版社、東京、二〇〇六

(5) 矢野順意『海への祈り―えひめ丸事故とその後　下巻』愛媛ジャーナル、松山、五七―六一、二〇〇六

第8章　何が生徒の回復をもたらしたのか

事故後、長きにわたって生徒たちはＰＴＳＤやうつ病など深刻なトラウマ反応に苦しんだ。先にもくわしく述べたように、事故後八カ月を過ぎ、船体の引き揚げ、遺体の回収が始まった頃には生徒たちの病状の悪化もピークとなった。なにしろ三名もの生徒が入院を余儀なくされたのである。

その後、病院、保健所、学校などそれぞれの機関でさまざまなアプローチがなされた。病院では何時間もかけて生徒に対する診療が行われ、保健所ではデイケアを作り、親の会を続けていた。この悪戦苦闘ののち、生徒たちは一体どうなったのであろうか。

本章では、その後の生徒たちの様子の変化をふり返り、そのような変化がなぜ招来したのかについて考えてみる。

1　生徒たちの変化

まず、生徒たちの症状面での変化をデータから追ってみたい。まずPTSDの症状の推移からみてみよう。PTSD症状の重症度の査定のために行われたCAPS（第2章）の総得点平均の推移（図I-16）をみると、船体の引き揚げが行われた八カ月後、あるいは一周忌が過ぎた頃である十四カ月後までは大きな変化はない。しかし、その後は大きく変化する。すなわち約二年後、あるいは三年後には顕著に改善するのである。

続いて、生徒の精神科診断の変化をみてみる。表I-3には、PTSDとう

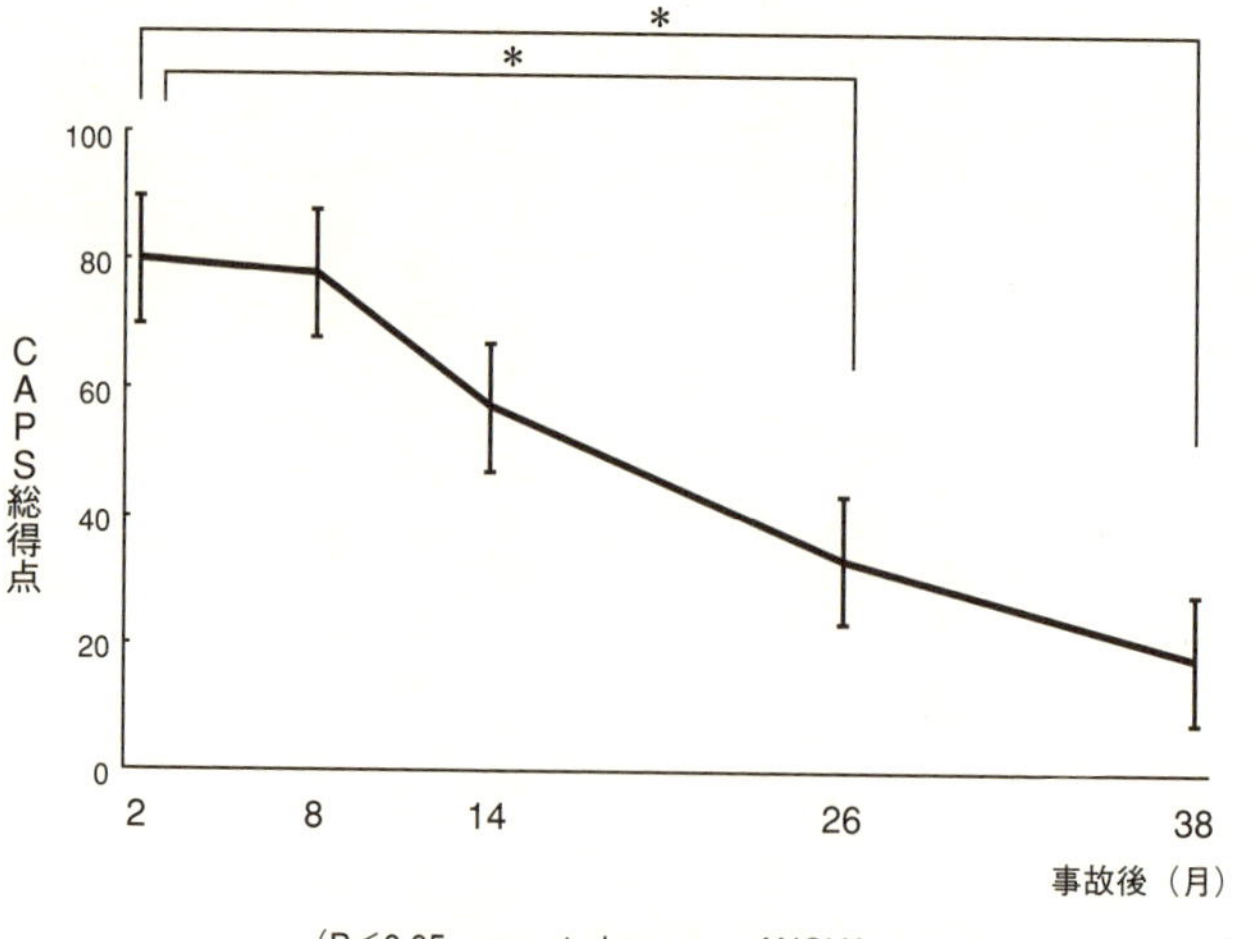

（P＜0.05，repeated measure ANOVA，post-hoc Dumett's test）
＊2カ月後に比べ、有意に改善

図I-16　事故後のCAPS総得点平均の推移

つ病の診断が九名の生徒中何人につけられたかが示されている。これも、やはり事故後十四カ月目までは、さしたる変化がない。九名中七名がPTSD、四名がうつ病と診断されているのである。しかしそれ以後は、診断された人は大幅に減っていく。三十八カ月後には、ついにうつ病もPTSDもゼロとなるのである。

時間はかかったものの、生徒たちの回復は医学的にも立証された。また、このような医学的な評価ばかりでなく、生徒たちの実際の社会での姿にも大きな変化があった。たとえば十四カ月目までは、ほとんどの生徒が自宅に引きこもっていて、学校に行くなど、なんらかの社会的活動に参加できたのはわずかに二名にすぎなかった。しかし三十八カ月目になると、ほぼ全員が定期的なアルバイトに就くか、もしくは正規社員としての就労を果たした。

表Ⅰ-3　精神科診断の推移

事故後（月）	PTSD（人）	うつ病（人）
2	7	6
8	8	6
14	7	4
26	1	1
38	0	0

さらに、あれほど海を怖がっていた生徒たちも、三十八カ月後には、船員になったり、あるいは漁業関係の仕事に就いたりと、約半数が海洋関係の仕事に就いたのである。彼らに出現した深刻な回避症状を考えると、これは驚くべき変化であった。

2　生徒たちの回復は自然に起こったのか？

このような生徒たちの回復は、どうしてもたらされたのだろうか。はたしてこのような回復は、自然にもたらされるものだろうか。あるいは、さまざまなケアや治療の結果としてもたらされたのであろうか。

このような疑問に正確に答えるためには、対照群を設定して前向きの比較研究を行わなければならない。すなわち、同じ被災者の中で、治療などの介入を行った群とそうでない群とを比較するのである。しかし今回のような悲劇的な災害発生時においては、このような治療をしない群を設けることは非倫理的であるし、非現実的でもある。したがって、過去の研究を俯瞰《ふかん》して、ＰＴＳＤの自然経過がどのようなものか推察し、それと今回の生徒たちの改善の具合を比較してみる。

一般にＰＴＳＤは、なかなか回復しづらい疾患である。たとえば、マクファーレン(7)は、多くの死傷者を出したオーストラリアの大規模な山火事災害に従事した四六九名の消防隊員を長期的に追跡調査した。そして、災害後四十二カ月たってもなお、初期にＰＴＳＤと診断された隊員のうち五六％にＰＴＳＤ症状が残遺していたことを明らかにした。

さらに、一九七二年に起こったバッファロー・クリーク・ダム決壊後の被災住民に対する長期予後調査では、事故後二年の時点では四四％の住民にＰＴＳＤ診断が下されたが、事故から十四年を経た一九八六年の時点でもなお、二八％がＰＴＳＤと診断されたのである。(3)

前記の研究は、いずれも災害被災者に対して行われている。しかしながら犯罪や事故の被害者が多い一般の地域住民ではどうであろうか。ケスラーら(6)の大規模な疫学研究によると、治療群でも非治療群でもＰＴＳＤの発症後二年くらいまでは改善し、三〇〜四〇％は回復する。そして、発症後約五年までは徐々に回復して六〇％程度の改善率となり、以降ほとんど改善率は変化しなかった。また最近ドイツで行われた、若年住民を対象にした縦断調査の結果では、四年前後の追跡期間で、なお四八％のＰＴＳＤ例は回復しなかった。(8)

これらの研究結果から、次のことがいえるだろう。すなわち、ＰＴＳＤは回復可能な疾患であるけれども、慢性例も少なくないということである。

一方、速やかにＰＴＳＤが回復したという報告も、少数ながらある。一九八四年、アラバマで飛行機事故があり、乗り合わせていたある大学のバスケットボール部の男子選手三十一名が被災した。彼らのＰＴＳＤ発症率は、事故まもなくは五四％と非常に高かったのであるが、一年後には一割程度まで減少するなど、急速に改善していった。(10)凝集性の高い若年男子集団が被災したという点では、今回のえひめ丸事故に酷似している。しかし、えひめ丸事故の生還生徒には、はるかに長く深刻な苦悩が襲った。この違いは、一体何なのか。

決定的な違いは、このアラバマでの航空機事故では、死者が一人も出なかったことである。このように死者が出なかった事故（non-fatal accident）と死者が出た事故（fatal accident）とでは、決定的ともいえるほどＰＴＳＤの発症率や予後が異なってくる。

そこで次に、えひめ丸事故と同様の、多数の死者が出た海難事故生還者に対する海外の調査をみてみる。

一九八七年三月、ベルギーのゼーブルッへ港をドーバーに向けて出航したフェリー「ヘラルド・オブ・フリーエンタープライズ号」は、途中、人為的ミスから十分閉じていなかった船首扉から大量の海水が船内に流れ込んでしまった。エンタープライズ号はあっという間に転覆してしまい、結果的に一九三名が溺死した。その後二六六名の生存者のうち七三名が、特別に作られた調査ケア・チームによって長期に追跡調査された。その結果、三十カ月たっても、三分の二の生還者が精神的に相当の問題を抱えていると判断されたのである。(5)とくに親しい人を亡くした人たち（死別群）は、そうでない人たち（非死別群）に比べ、高率にうつ病や病的悲嘆が生じていた。(1)

同じくフェリー転覆事故で、戦後欧州で最悪の海難事故といわれる「エストニア号」事故（八五二名死亡）では、フィンランド国籍の生存者の調査が行われている。この事件では、遺体回収ができずに行方不明となった者も数多く、どこかで生きているのではないかと、彼らの死を受け止められない遺族の苦悩も多く報告された。[2]

また一九八九年夏には、英国テムズ川で船上誕生パーティを開いていた「マルキオネス号」に砂利運搬船が衝突し、パーティを楽しんでいた五十一人が溺死するという悲惨な事故が起った。トンプソンら[11]は、四十名の生存者中の二十七名を、われわれと同様の手法を用いて追跡調査した。その結果、生還者は、事故後一年以上を経過してもなおＩＥＳ、ＧＨＱ28（二一五ページ）のそれぞれの平均値が四五・五、一五・四ときわめて高い値を示していた。また彼らの多くが青年期であり、親しい人を事故で亡くしたうえ、遺体がなかなか回収できなかったこともまた、深刻な悲嘆反応を引き起こした理由だと考えられた。

このように親密な人を亡くし、さらには遺体になかなか対面できないといった事態は、多くの生還者に深刻なトラウマ反応を生じせしめる。これは海難事故特有のものであるし、えひめ丸事故においても例外ではなかった。

さて、海難事故史上もっとも長期間、被災者の精神保健調査が行われたのが、「ジュピター号」沈没事故（一九八八年）である。この事故の最大の特徴は、中東に修学旅行中であった英国の学童・生徒四百名以上がタンカーとの衝突沈没事故に巻き込まれてしまったことである。ちょうど子どもたちが船上で夕食の席についたときに事故が発生し、子どもの多くが夕闇迫る海上に放り出されてしまった。そして二名の乗客と二名の船員が死亡した。

この事故から生存した児童・生徒に対して、五〜八年にわたる長期追跡調査が行われた。(12)被災した十五の学校の児童に対して、主に学校を通じて所在が調査され、二一七名もの被災者が調査対象となった。事故時に平均一四・七歳だった生存者も、調査時には平均で二一・三歳になっていた。彼らに対しＣＡＰＳが施行され、約半数の生徒が事故後にＰＴＳＤに罹患していることがわかった。しかしより深刻であったのは、五年以上たっても改善していない例が二六・一％もあったことである。

この事故被災者は、えひめ丸事故より若年で事故に遭遇したとはいえ、死亡率ははるかに少なく、しかもクラスメートを失ったわけではない。悲嘆反応はより少なかったであろうが、それでもかなり長期に症状が残存していた。

このような過去のさまざまな研究結果をみると、年余にわたってＰＴＳＤなどのトラウマ症状が残存したとしてもまったく不思議ではない。実際、生還生徒に対し、五年という長期のケアのプランを立てたのも、事故の衝撃性や初期のトラウマ症状の重症性に加え、以上のような過去の海外の研究結果があったからである。

実際、事故後一年を過ぎた頃までは、生徒にはほとんど改善の傾向もなく、十分に遷延化・慢性化の可能性があった。われわれも当時、それを覚悟したものである。しかし、その後の回復は予想外に順調であり、結果としては、ケアは大変大きな成功をおさめたのである。それでは、一体何がこのような速やかな改善をもたらしたのであろうか。


前章までに、すでに大半を費やして、生徒やその家族、あるいは遺族たちへのケアについて述べてきた。保健所を中心とした行政によるケア、病院やクリニックによる治療、そして学校の支援など、さまざまな試みが間断なく行われ、あれほど重篤な症状を示した生徒たちも徐々に回復していった。

このような生徒たちの回復の原因を考えると、非常に多くの要因があることに気づく。ここでは、病院やクリニックでの治療を主とした精神医療と、保健所や学校が主体となって行ったコミュニティ・ケアの二つに分けて、回復要因について整理し、考えてみる。そして最後に、われわれのような外部支援機関が果たした役割についてもふれてみたい。

3　回復をうながしたもの――医療機関の役割

ＰＴＳＤは自然治癒がある疾患である。われわれはみな、回復へ向かうバネ、あるいはトラウマからの反撥力という意味で「レジリエンス」とも呼ばれる自然回復力を、大なり小なりもっている。しかしながら、今回の事故ほど大きな衝撃性をもった出来事の場合、そのような自然回復力だけに頼ることはできない。とくに生還生徒の場合、うつ状態に陥り自殺を招く状態像を呈していただけに、精神科的治療の必要性は非常に高かった。

(1)　医学的査定の重要性

このような精神医療の導入を考えると、まず生徒のトラウマ反応を査定できたことがなにより重要であった。最近では、大きな事件や事故、災害が起こるたびに「心のケア」の必要性が喧伝されるようになったけれども、実際のところ、査定なしにはなかなかケアのプランが立てられない。どのくらいのマンパワーを、誰に、そしてどこに集中するか、ケア・システムをどのように築くか、初期査定なしにはどうにも予測できないのである。

そういう意味では、事故直後の大変騒々しい時期であったにもかかわらず、初期の精神医学的査定が行われたことは幸いだった。われわれは、その結果をみて、相応の覚悟をし、長期的なプランを立案できた。そして評価の結果は、行政や学校に対しても、そのような縦断的視点に立ったケアの必要性を訴える根拠となったのである。

さて、前述したように、初期評価の結果は大変シリアスなものだった。まずは、医療行為に生徒をのせることが火急のことと思われた。しかし、生徒たちや家族の精神医療に対する抵抗感は非常に強く、治療への導入は困難を極めた。

しかし、ここで有効だったのが、生徒や親に対する心理教育である。ＰＴＳＤやうつ病の症状を説明し、このような衝撃性の高い事故であれば多くの精神保健上の問題が出現することは正常であると、繰り返し説明した。これは「ノーマライゼーション」という介入である。

もちろん治療やケアの有効性についても、何度も訴えた。生徒たちは頑であったが、医療スタッフや行政スタッフも粘り強く説得した。まるで我慢比べのようだったが、最後には、半ばだまされたように、あるいは根負けしたように、生徒たちも治療を受けるようになったのである。

(2) 薬物療法とカウンセリング

さて、治療で有効だったのは、まず薬物療法である。抗うつ薬や睡眠導入剤は、気分が沈みこみ、非常に強い睡眠障害に悩んでいた生徒にとっては、大変有効であった。生徒たちにとっては、薬に頼るなどもってのほかのことだったし、怖いことでもあった。しかし実際に長く使ってみると、思いのほか安全で役立つことが感じとれた。もちろん、今では薬物療法をしている生徒はほとんどいないだろうが、当時は、薬物療法は大変大きな役割を果たしたのである。

そのほか、外来主治医は長い時間を割いて、生徒の気持ちを汲み、アドバイスを与えた。このようなカウンセリングもまた大変重要だった。換言すれば、このような面接が続けられたからこそ、生徒たちは医師を信頼し、その助言に従い、服薬するようになったのである。

(3)　危機介入としての入院治療

また第Ⅱ部第2章でくわしく述べるように、入院治療の重要性も忘れてはならない。とくにえひめ丸引き揚げ後は、生徒の多くが強い抑うつ状態に陥り、自殺のおそれもまた非常に強まった。あとでふり返ると、この頃がもっとも危機的なときであった。すでに宇和島の医療スタッフや行政スタッフは疲弊し、危機的な状態にある生徒たちのケアはかなわない事態であった。そのような中で、久留米大学病院での入院治療が行われたのである。

たしかに、九州という遠隔の地まで移動しての入院というのは、思い切った手段ではあった。しかし多数のメディアが闊歩《かっぽ》し、あちらこちらで引き揚げられた遺体の葬式が行われていた当時の宇和島市の状況を考えると、これもまたやむを得ない選択だった。生徒たちは遠く九州での入院療養を行うことで、ようやく自らの治療に専念できたのである。このような危機介入もまた、災害ケアにおいてはしばしば必要となるし、念頭においておく必要がある。

4 回復をうながしたもの――コミュニティ・ケアの有効性

さて、前述したような病院やクリニックでの治療が有効だとしても、それだけで生徒たちは回復したのだろうか。

そもそも事故早期から精神医学的査定の必要性を感じ、それを久留米大学や「兵庫県こころのケアセンター」などの外部機関に依頼したのは、ほかならぬ宇和島中央保健所である。さらに、治療をしぶる生徒を根気強く説得し通院をうながしたのが保健所スタッフなら、久留米大学病院への入院を勧め、うながしたのもまた保健所スタッフである。すなわち、保健所の積極的な関与がなければ、到底、医療機関での治療導入はおぼつかなかったのである。

たしかに、事故からしばらくの間、保健所の試みはなかなか効を奏さなかった。それどころか、一時、家族から非難を浴びたことすらあった。しかし、結果的には、保健所の八面六臂《はちめんろっぴ》の活躍こそ、ケアの成功の最大の要因であったし、今となってそれを疑う関係者はいない。本書でも、保健所の活動に大きく紙面を割いたのは、そこに大きな理由がある。

今回の保健所の活動は多岐にわたったが、重要なものをあげると、自宅訪問などのアウトリーチ・サービス、心理教育などの啓発活動、デイケアなどの保健所内リハビリテーションの三つに分けられると思う。

(1) アウトリーチ・サービス

災害時のメンタルヘルス・ケアの基本となるアプローチは、いうまでもなくアウトリーチ・サービスである。じっとオフィスで待つのではなく、災害現場や被災者がいるところに積極的に足を運び、ケアを展開するということである。このような考えは、第一次世界大戦以降の戦場精神医学の経験から生まれたといわれている。

実際のところ、自然災害でも人為災害でも、あるいは犯罪被害においても、被災者・被害者が自ら積極的に医療機関なり行政機関なりに援助を求めることはまれである。身体的問題を有しているのであればともかく、精神的な問題でケアを自ら求めることは少ない。そういう意味では、今回の生還生徒の受診拒否がとくに例外的だったというわけではない。

したがって被災者支援を行おうとする場合、積極的な訪問サービスが不可欠となるが、通常の民間医療機関のスタッフはそのようなサービス提供に慣れていない。今回のように世間の耳目を集めた大規模な事故災害となると、いよいよもって動くことが難しくなる。そこで行政機関、なかんずく保健所の役割、保健師の役割が決定的に重要となるのである。

この保健所制度は、日本ならではの制度でもあり、日本の保健師に相当するような職種は海外には見当たらない。古くは、とくに結核予防に大きな役割を果たすなど、公衆衛生面での活躍が目立っていたし、最近では食中毒などの健康危機管理、あるいは乳幼児や老人、あるいは各種精神障害者への回復支援など、さまざまな活動を保健所は行っている。しかし、一般にその活動はあまり知られていないことが多く、最近では保健所不要論までがまことしやかに語られるようになった。

しかしながら、被災者の自宅に積極的に足を運び、被災者の健康面に気づかい、手当てを行う。このような活動をためらいなく、かつ意気に感じて行うことができる、ほとんど唯一の職種が保健師である。逆に、精神科医や臨床心理士などが突然訪問したら、多くの被災者は戸惑うし、またかえって反発を招くことすら多い。そういう意味では、保健師のもつ重要な役割に再びスポットをあてたのが、今回のトラウマ・ケアの特徴であるといえる。

実際、医療機関への受診をためらった多くの被災者は、抵抗なく保健師の訪問を受け入れた。多くの被災者にとって、医療機関での治療が行えなかったしばらくの時期、訪問する保健師が、自らの不安を語れる唯一の専門職であった。このような災害早期における、保健師のアウトリーチ・サービスの重要性は、強調してもしすぎることはない。同時に、ハワイへの同行支援でみられたような、被災者にしっかり寄り添うという姿勢が、このアウトリーチの基本にある。今回の保健所活動は、このような災害支援者の基本的姿勢の大切さを如実に物語っていた。

(2) 心理教育と啓発活動

今回の事故直後から保健所スタッフが重視したのは、ＰＴＳＤなどのトラウマ反応について被災者に伝えるという心理教育というアプローチである。この心理教育とは「心理面を重視した、あるいは治療的配慮を重視した、教育行為」というような意味である。さまざまなトラウマ反応に苦しむ被災者が医療機関に通院しないのは、自らに起こっていることが病的な反応、すなわち症状であることがわからないことも大きい。したがって、ＰＴＳＤなどのトラウマ反応について専門的な立場から正確な情報を伝えることが、なによりも大切なのである。

もっとも保健師自身、ＰＴＳＤなどの精神医学的問題に精通しているわけもなく、自ら一生懸命学びながら心理教育を行った、というのが実情であった。さまざまな専門機関に問い合わせ、短時間でいくつかの心理教育用パンフレットを作成し、それを配布していった。そのような努力が効を奏し、時間はかかったものの、最終的には多くの生徒が保健師の助言に従い医療機関を受診したのである。二年も経つと、宇和島中央保健所の保健師たちは、日本でもっともトラウマ・ケアに通暁《つうぎょう》した保健師といえるほどに成長していった。

もう一つ、保健所によるメディアへの積極的な広報活動、あるいは講演会など、さまざまな形での住民への啓発活動の重要性も忘れてはならない。このような活動は、生徒や家族をとりまく人々への理解をうながし、被災者の地域参加をより円滑なものにした。

たしかに、行政機関が被災者のプライバシーを守ることはとても大切なことである。しかし同時に、被災者のおかれた立場を積極的に伝え、住民の理解をうながすこともまた、きわめて重要である。そして、こうした広報活動もまた、保健所などの行政機関でしか行えないものである。今回、保健所では毎週のように記者会見を行い、そして積極的に報道協定を結ぶなど、メディアとの良好な関係作りに腐心した。紆余曲折はあったものの、これだけの大事件であることを考えると、最終的には大きな成功をおさめた試みではなかっただろうか。

換言すれば、今回の事件に関しては、メディアの役割は、それが報道被害というようなネガティブなものばかりでなく、ポジティブな面も多かったということである。たとえばメディアは、被災者のおかれている状況を好意的に報道し、そのようなメディアの情報によってはじめて被災者のおかれている深刻な問題に関心をもった住民も多かった。このようなメディアのポジティブな面もまた、保健所とメディア関係者との相互信頼的な、あるいは良識的な関係によってもたらされたといえる。

(3) 保健所内リハビリテーション

最後に、今回の保健所が行った特筆すべき活動についてふれておきたい。それは、被災者の支援に特化したデイケア運営や、長期にわたって定期的に施行された生徒家族への集団的アプローチなどの、保健所内でのリハビリテーション活動である。被災者に対するアウトリーチや心理教育、あるいは啓発活動は、わが国でも程度の差こそあれ、いくつかの保健所で試みられてきた。しかし、ここで述べるような被災者に対する保健所内リハビリテーションは、ほかに例がない、まったくユニークな試みであった。

たとえば、現在、多くの保健所では、統合失調症など慢性期の人たちを対象にしたデイケアは行われている。しかし今回のように、PTSDなどのトラウマ反応に苦しみ、結果として引きこもっている人たちばかりを集めてデイケアを開くなど、わが国でもまったくはじめての試みであった。保健所に限ったことではなく、医療機関でこのような試みが行われたこともまた、筆者は寡聞《かぶん》にして知らない。

学校に関連して発生した災害で、今回のように不登校となる者が多く出現した場合、学校外での集団的活動を実施することによって、被災児童や生徒の居場所が確保できるかもしれない。これは、デイケアといってもいいし、ある種のシェルターといってもいいだろう。

自然災害のように、学校をとりまく地域全体に被害が及び、生徒全体が被災した場合には、生徒みなで力を合わせて難局を乗り切るということが可能である。しかし、今回のように特定の生徒のみが深刻なトラウマを背負ってしまった場合には、なかなかほかの生徒と同じ場所で、同じようにアプローチすることは困難である。「みんなで力を合わせてやっていこう」とはいつの場合でも聞かれることであるが、実際のところは難しい。

俳優のロバート・レッドフォードがはじめて監督した作品で、一九八〇年のアカデミー監督賞を受賞した「普通の人々（Ordinary People）」という映画がある。原作は『アメリカのありふれた朝』（ジュディス・ゲスト著）という米国のベストセラー(4)で、生存罪責感情にしばられた若者の葛藤をみごとに描いている。ストーリーの概要は次のようなものである。

男子高校生の主人公は、兄と二人でヨットに乗っているときに嵐に巻き込まれ、同乗していた兄を亡くしてしまった。彼は兄を助けられなかったことを悔い、自殺を図って精神科病院に入院する。彼は退院後、精神科医の治療を受けつつ復学し、級友との仲を回復しようと努めた。事故以前から入部していた水泳部にもどり、なんとか事故以前の生活をとりもどそうとする。

水泳部には亡くなった兄も所属しており、級友たちもまた彼の苦しみを理解しようとした。しかし、どうしてもうまくいかない。彼は、そのような級友たちの親切心さえ、負担と感じるようになった。ささいな級友のジョークさえ、彼には耐えがたく感じてしまう。そんな主人公に対して、次第に級友たちも、苛立ちを強めていった。「一体いつまでくよくよしているのだ、俺たちもつらいんだ」と。

結局、主人公は水泳部をやめてしまう。そしてあるとき、ささいなことを契機に仲間と大喧嘩をしてしまう。怒りがおさまらない彼をなだめようと、ある級友が彼に「気にするな」と声をかけるが、彼は次のように答えただけだった。「君たちの傍にいるだけでつらいんだ」。そして、声をかけた友人は黙って去っていってしまった。

この「普通の人々」という映画は、生き残ってしまったことへの罪責感、すなわち生存罪責感情がもたらす結果と、悲嘆作業の困難さをよく示している。この映画の中では、事故前にあった生徒どうしの結びつきも壊れてしまったわけだが、最後には事故前の人間関係の基本である、生き残った家族の関係さえ壊れてしまう。すなわち息子を失った両親の関係もまた破綻し、最後には離別してしまうのである。母親が家を出て行ったとき、主人公は父親に「僕のせいだ」と言った。しかし父親は強くいましめる。「もう責めるな、誰が悪いわけでもないんだ」

親しい人の突然の死は、多くの人々に耐えがたい苦悩をもたらす。しばしば周囲の人々は、このような苦しいときだからこそ、力を合わせていこうと励ます。しかし、実際には、苦しんだものどうしとしてお互い助け合うつもりが、逆に責め合ってしまうことさえ多い。なぜだろうか。

親しい人の死は、誰にも心理的衝撃を与えるが、その程度は人によって違う。また同じように衝撃があったとしても、そのような困難への対処法は人によって異なる。ある人はわざと明るくふるまうことによって乗り越えようとするだろうし、ある人はいっさい他人との付き合いを絶って乗り切ろうとするかもしれない。またある人は、誰かにその怒りを向け続けるほかないということもあるだろう。もちろん死んだ人に会う唯一の方法として、自死を考えることも少なくない。そしてまた、人によって、心理的危機の出現する時期も異なれば、回復するスピードも異なる。

そして、生き残った人たちの間にも深い葛藤や、齟齬《そご》が生じてくる。その死が衝撃的であればあるほど、残された人々の間に与えるダメージも大きい。映画「普通の人々」のように、子を失った両親が離別してしまうのは決して珍しいことではないのである。

そのような人々に対して、周囲の人々は早く死を忘れてほしいと思うし、そう言葉にして励ましとすることもある。しかし残された人々にとって、故人を忘れることこそ、もっとも苦しいことである。残された人々にとっては、忘れることこそ罪悪なのである。突然の死別への対処法は異なるとはいえ、この罪責感情は共通したものである。

今回の保健所の行ったデイケアなどのケア活動は、そのような悲嘆反応の違う人たちをみな一緒にせず、分けて行おうとした試みである。たとえば、ほかの多くのクラスメートとは違う枠組みでケアをしたし、遺族とも一線を画してケアを行った。今までも述べてきたように、このような試みがすべてうまくいったわけではない。試行錯誤の末といった面もある。しかし、基本的なケアの枠組みに関する考えは一貫していたし、またこのような悲嘆の力動を考えると、理にかなったものであった。

ただし、では生還生徒たちがいつもみな一枚岩だったかというと、決してそうではなかった。時として互いに喧嘩をすることもあれば、非難し合うこともあった。しかし当時彼らの中では、彼らどうしの関係まで壊れてしまえば本当に孤立しかねないという切迫した思いは共通にあった。そしてまた、保健所スタッフの積極的な介入が、生徒たちの分断や反目を踏みとどまらせた。デイケア活動は、まさにその象徴的活動であった。

5　回復をうながしたもの——外部支援機関の役割

最後に、われわれ久留米大学病院チームや兵庫県こころのケアセンターのチーム、あるいは外務省の仲本医務官など、地域外からの支援のあり方について考えてみたい。

今回のような災害性の高い出来事が起こった場合、もっとも重要な支援資源、すなわちケアの担い手は、もちろん地元の専門機関である。なぜかといえば、地元の状況をいちばん理解しているし、被災者・被害者のことをいちばん熟知しているからである。さらに地元資源のほうが、機動的に活動ができるし、長期にわたってのケアも行いうる。このように、被災地や被災現場になるべく近いところが主となって支援を提供するというのが、心身の問題を問わず災害支援の際の大きな原則である。

しかし、災害や事故の規模や性質によっては、たとえば自衛隊の緊急派遣が必要なように、メンタルヘルス・ケアの場合も、外部の支援機関の関わりがどうしても必要となる。それは、どういう場合だろうか。

第一に、被災現場に専門家が少ない場合があげられる。第二に、起きた出来事の規模が大きく、地元機関では対応が追いつかない場合。第三に、起きた出来事が特異で、地元機関が想定し得ない事態の場合。第四に、たとえば地震など自然災害ではそうであるが、地元機関もまた罹災し、支援能力が落ちてしまった場合などである。

今回のえひめ丸沈没事故は、海難事故といっても、被災者がいずれもほとんど地元の人たちであり、輸送災害であると同時に、地域災害、あるいは学校災害といった側面を帯びていた。だからこそ学校なり、保健所、地元病院の支援活躍がきわめて重要であったわけである。

一方、在学生も含めて行方不明者が数多くあり、なおかつ米国原潜との衝突事故という特異性、政治的あるいは法的問題の出現、マスコミの殺到など、およそ現場の支援機関にとって想定し得ない、衝撃度のきわめて大きな事故でもあった。すなわち、外部機関との連携が必要となる、あるいはそれなくしては対処が非常に困難な出来事であった。

とはいえ、地元機関にとって、外部機関に支援を要請することもまた、実際のところ勇気がいる。日ごろから連携があるところであればまだしも、ほとんどお互いに顔さえ知らない状況では、なかなか支援を要請しづらい。われわれの場合、前年度にＰＴＳＤに関する厚生労働科学研究班の一員であったことや、寺元保健所所長と面識があったことなどが、支援の要請のしやすさにつながったのかもしれない。

このような、災害時の緊急医療機関の派遣に関しては、米国では災害医療派遣チーム（ＤＭ

AT）というシステムがある。連邦危機管理庁（FEMA）の管轄下におかれたチームで、日ごろは民間医療に携わっている援助専門職が、大規模災害発生時に速やかに被災地に出動するというシステムで、精神医療の専門チームも存在する（残念ながら、九・一一同時多発テロ以降、米国政府の方針でFEMAの権限がずいぶん縮小し、DMATの機能も落ちてしまったらしい）。わが国でも、このDMATは、東京都でも運用され始めている。

ただし、DMAT型のチームは、自然災害などで広範囲に被災した激甚型災害発生時を想定して出動する。今回のような自然災害でない、学校災害という側面が強い事件・事故では出動できない。今回のように、学校現場に限局された災害性の強い出来事の発生時には、もっと機動性に富んだ、しかも緊急派遣が可能なチームが必要である。それが、これもまた米国で生まれた危機即応チーム（CRT）である。

CRTは、コロンバイン高校銃乱射事件などを契機に生まれた、民間のボランティア支援組織である。ただしボランティアといっても、ソーシャルワーカーや臨床心理士、精神科医など専門職で構成されている。日ごろから訓練もされており、チームとしての役割も明確である。現在、米国には数多くのCRTが存在しており、大規模な事件だけでなく、生徒の死亡事故など、もっと日常的な出来事でも出動している。本邦でも、山口県などに本格的なCRTができ、多くの学校災害で積極的に活躍している。

ただし、このＣＲＴの活動にも限界がある。それは、事故発生時の短期間に限定した支援であるということだ。たとえば、三～七日間程度の支援に限定した形をとるＣＲＴも多い。実際、長期的な支援を行うには、多くのマンパワーとコストがかさむということもあるので、短期しか支援できないというのはやむを得ないことかもしれない。もちろん、この災害後の三日間が非常に貴重な時間であることは疑いようもないが、一方で三日間程度の介入で一体何ができるのかという批判も少なくない。

筆者は最近ある国際学会で、バージニア工科大学銃乱射事件の際に出動したＣＲＴのリーダーから話を聞いたが、近年では三日間などと限定した、きわめて短期の支援はあまり行われていないとのことであった。すなわちＣＲＴであったとしても、長期的支援を行う方向にあるということで、筆者にとっても納得がいく説明であった。

さて、今回の事故の被災者支援においては、われわれのチームは次の点を原則とした。まず第一に、精神科医や臨床心理士からなるチームで出動すること。第二に、査定を重視し、支援の問題点や効果についても客観的に把握すること。第三に、支援期間はある程度の長期を予想し、それを実行できるだけのサポート・システムを構築すること。第四に、あくまで現場スタッフの支援を行うという、あるいは現場スタッフのニーズを最大に尊重するという立場で支援を行うこと。

これらは、いずれも外部支援者にとっては大切な原則である。こうした原則を守ることにより、現場スタッフとの間に良好な関係性ができたものと思う。

なかでも、とくに第四の原則は大切である。しばしば外部支援機関が、現地スタッフにとってかえって混乱をもたらしてしまうということもある。現地に赴くスタッフは、当然ながらにがしかの役割を果たしたいと思うし、役に立ちたいとも思う。しかし実際には、無力感に襲われることも多く、そのようなときに現場のスタッフの意向を考えず、押し付けがましいケアを行うことさえある。

現場スタッフがもっとも重要なケア資源であり、その現場スタッフを支援することが外部支援者の一義的な役割であることを、十分にわきまえる必要がある。

最後に、もう一つの外部支援機関である外務省の仲本医務官の働きについても触れておく。仲本医務官の行ったことの最大の意義は、事故早期から遺族に積極的に関わったことである。しかも、心理的援助という側面にとらわれることなく、生活全般の支援という形で関わったことが大きい。たとえばこの時期、「悩みがあったら申し出てください。カウンセリングをします」とでも家族に声をかけていたら、どの家族も相談を拒否しただろう。

家族が求めていたのは、心理的カウンセリングでは決してない。体調の不良であったり、眠れなかったり、情報がこなかったり、そういったもっと生活に即した、現実的なことなのである。もちろんのちには、精神的な苦悩も少しずつ語られるようになる。しかしそれも、生活の支援者としての立場に徹して、早期から遺族に接した医務官の働きがあったからこそである。

先のＣＲＴもそうであるが、早期のトラウマ支援、すなわち心理的ファースト・エイドのあり方については、識者の間でも統一した見解はない。しかし早期支援だけで、ＰＴＳＤなどの発症を予防できるというような楽観的な考えは、現在消えつつある。基本はあくまでも長期的スタンスに立ったケアである。

もちろん、事故や災害発生早期に、トラウマ支援を念頭におきながら速やかに被災者に関わるということは大切である。そうすることによって、のちの支援者と被災者との関係は格段に築きやすくなる。すなわち、あくまでも長期的支援に向けて早期の介入を行うというのが、災害発生時のもっとも望ましい介入原則なのだろう。

この点について、イスラエルの高名な精神科医であり、ＰＴＳＤ研究においても著名なシュラフ教授は、以下のように介入の要諦を述べている。(9)

① 治療するかどうかという二者択一的な選択をするよりも、「どれほど、じっくりと治療するか」を吟味するべきである。
② （必ずしも心理的介入を行わなくても）あらゆる早期かつ緊急のニーズが考慮されなくてはならない。
③ トラウマを受けた人は、ＰＴＳＤになるリスクを負っていると考えなければならない。
④ あくまでも既存の文献研究に基づいて、それぞれのケースに応じた特有のリスク因子を評価しなければならない。
⑤ （横断的ではなく）縦断的観察に基づいて、トラウマに遭遇した人の回復が目指され、また臨床的決定が下されなければならない。
⑥ 治療は、ケアを継続するという文脈においてなされなければならない。

テロが頻発し、戦時下にあるといっても過言でな

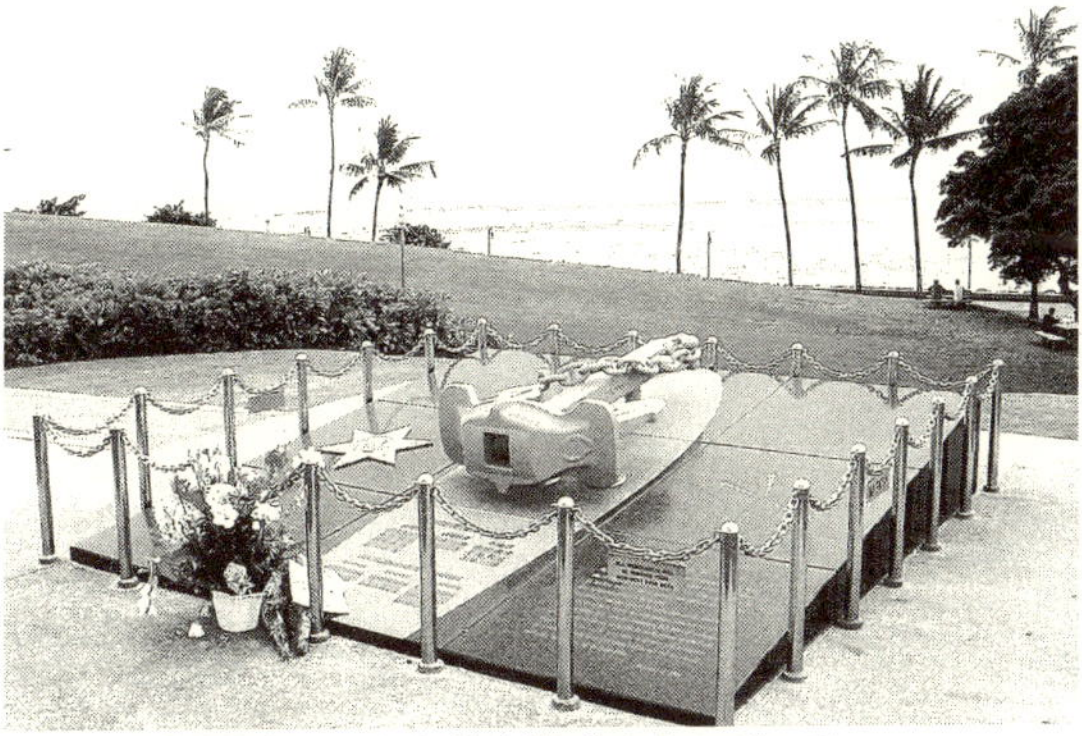

ハワイの慰霊碑には今も花を捧げる人々がいる
（愛媛ジャーナル提供）

いイスラエルにおいて、豊富なトラウマ・ケアの経験を有する同氏の言葉である。非常に含蓄に富む要諦である。

被災者や被害者には、回復する力が十分備わっている。ただ、それを引き出すためにも、地道に続ける長期的ケアこそがもっとも有効である。それを氏は強調したかったのである。筆者もまた、意を同じくする。えひめ丸事故被災者へのケアの成功は、それを証するものであった。

◆参考文献

(1) Dooley, E., Gunn, J.: The psychological effects of disaster at sea. Br. J. Psychiatry, 167; 233-237, 1995.
(2) Eriksson, N. G., Lundin, T.: Early traumatic stress reactions among Swedish survivors of the m/s Estonia disaster. Br. J. Psychiatry, 169; 713-716, 1996.
(3) Grace, M. C., Green, B. L., Lindy, J. D. et al.: The Buffalo Creek disaster: a 14-year follow-up. In: (ed.), Wilson, J. P., Raphael, B. International Handbook of Traumatic Stress. Plenum Press, New York, p.441-449, 1993.
(4) Guest, J.: Ordinary People.（大沢薫訳『アメリカのありふれた朝』集英社文庫、東京、一九八一）
(5) Joseph, S. A., Yule, W., Williams, R. M. et al.: Correlates of post-traumatic stress at 30 months:

the Herald of Free Enterprise disaster. Behaviour Research and Therapy, 32; 521-524, 1994.

(6) Kessler, R. C., Bromet, E., Hughes, M. et al.: Posttraumatic stress disorder in the National Cormobidity Survey. Arch. Gen. Psychiatry, 52; 1048-1060, 1995.

(7) McFarlane, A. C., Papay, P.: Multiple diagnosis in posttraumatic stress disorder in the victims of a natural disaster. J. Nerv. Ment. Dis., 180; 498-504, 1992.

(8) Perkonigg, A., Pfister, H., Stein, M. B. et al.: Longitudinal course of posttraumatic stress disorder and posttraumatic stress disorder symptoms in a community sample of adolescents and young adults. Am. J. Psychiatry, 162; 1320-1327, 2005.

(9) Shlev, A. Y.: Treating survivors in the immediate aftermath of traumatic events. In: (ed.), Yehuda, R. Treating Trauma Survivors with PTSD. American Psychiatric Publishers, New York, p.157-188, 2002.

(10) Sloan, P.: Posttraumatic stress in survivors of an airplane crash-landing; A clinical and exploratory research intervention. Journal of Traumatic Stress, 1; 211-229, 1988.

(11) Thompson, J., Chung, M. C., Rosser, R.: The Marchioness disaster: preliminary report on psychological effects. Br. J. Clin. Psychol., 33; 75-77, 1994.

(12) Yule, W., Bolton, D., Udwin, O. et al.: The long-term psychological effects of a disaster experienced in adolescence: I: The incidence and course of PTSD. J. Child Psychol. Psychiatry, 41; 503-511, 2000.

第Ⅱ部

加藤　寛
丸岡　隆之
開　浩一

第1章　海の男たちの苦悩

加藤　寛

1　関与のはじまり

えひめ丸事故が発生した当時、私は阪神淡路大震災で行われた「こころのケア」活動の残務整理に追われていた。大変なことが起こったものだと思ったが、まさかその後の数年間、被害者の支援活動に関与することになろうとは、まったく予想していなかった。事故から二カ月ぐらいたった頃だろうか、かねてから面識のあった久留米大学の前田医師から電話があった。かなり切迫した様子で「生き残った生徒への影響は予想以上です。彼らのことは、われわれで何とかやりたいと思っているのですが、船員まではとても手が回りません。力を貸してもらえませんか」と頼まれたのを記憶している。前田医師らのチームが行った生徒を対象とした初回調査では、九名中七名が外傷後ストレス障害（ＰＴＳＤ）と診断されており、これは驚くべき高い割合であった。今後、補償交渉への関与を含めて、きちんとした調査を行うことと、地元の保健所へのスーパーバイズをして欲しいというのが、われわれに求められたことであった。

「トラウマ」「ＰＴＳＤ」「こころのケア」という言葉は、一九九五年の阪神・淡路大震災をきっかけに広く使われるようになった。私は、その震災後に作られた「こころのケアセンター（正式名称は「兵庫県精神保健協会こころのケアセンター」）」に五年間所属した。その活動は、おもに仮設住宅住民を対象とした地道な精神保健活動で、保健師と協力しながら自宅訪問し、心理的影響についてアセスメントし、必要な支援に結びつけるというものであった。同時に、スクリーニング調査などの企画、支援者側のサポートなども重要な役割であった。また、研究に関してはＰＴＳＤ症状をスクリーニングするための自記式尺度（出来事インパクト度尺度：ＩＥＳ-Ｒ）や、臨床診断面接法（ＣＡＰＳ）の標準化研究にも参加していた。[3]したがって、えひめ丸事故で求められた関与は、何とか守備範囲に入るものだった。

当時私は、兵庫県の外郭団体である研究機関に所属して間もなかったので、長期にわたるであろう県外の仕事を引き受けることが許されるかどうかはわからなかった。県庁の担当者に打診したところ、意外にも「兵庫県は阪神・淡路大震災の経験を活かしてもらいたいと思っている。ぜひ行ってください」との返事だった。その頃はちょうど診療をしておらず、動きやすかったという背景もあり、要請を受けることにした。十七人を対象とする詳細な調査を実施しなければならないので、人手を確保しなければならなかった。そこで、構造化面接を別の研究で習得していた神戸大学の若手医師、藤井千太、武庫川女子大学の大上律子心理士に協力を依頼した。

2　調査でみえてきたもの

初回調査は、二〇〇一年五月末から六月はじめにかけて実施した。方法としては、まず生活史、事故前の仕事ぶり、事故時の状況、そして事故後の生活状況などを確認し、その後、詳細な診断面接を行った。内容は生還した生徒と同じにしたが、一人あたり平均二時間を要する調査であった。こうした詳細な調査を行ったのは、二つの理由からである。

第一に、この調査がいずれは補償交渉にも使われる可能性が大きかったために、可能な限り客観的で科学性の担保された方法を用いる必要があったからである。したがって、調査で用いられた心理評価尺度や面接法は、いずれも先行研究の中で標準化されているものを使った。

第二の理由として、生存者の多くは自身の苦悩を語ることに消極的であったということがあげられる。一般に、災害や事件などの被害者は、自らの精神的な変化を受容することに抵抗を抱く。ただでさえ彼らは外傷的事件そのもので傷ついており、精神的変調をきたしているということを新たな恥辱と感じてしまい、甘受しようとはしない。また、この事故が、船員たちにとっては仕事場で起きたという事実も大きく影響していた。いうまでもなく彼らは海の男たちである。男気を重んじ弱音を吐かないという態度は長年の船員生活で叩き込まれているだろうし、海の仕事は本来危険と隣り合わせであるという職業意識をもっている。さらに、「おめおめと帰ってきた」という自責感が、ますます彼らに沈黙を強いていた。したがって、彼らの状態を聞き出すには、なぜ話してもらいたいのかを説明する必要があった。

これから保健所を中心とした支援が行われる予定だが、そのためには実態をきちんと把握しておく必要があること、調査結果は本人にも伝えるので自分自身の状況を理解し対応を考えてもらいたいこと、さらに調査結果は補償交渉で必要な場合は提供することも伝えた。

面接調査に先だって、まずアンケート形式の質問紙調査が行われた。この調査は、保健所があらかじめ実施しており、生徒と同様に三つの尺度が使われていた。

具体的には、ＰＴＳＤ症状に関する測定尺度としてはＩＥＳ-Ｒが用いられた。この尺度は日本語版の標準化がすでに行われており、合計点二五点がＰＴＳＤのハイリスク者を同定するカットオフポイントとして推奨されていた。調査では十七名のＩＥＳ-Ｒ総得点の平均は三二・二点で、二五点以上の高得点者は十一名（六四・七％）であった。この結果から、多くの帰還乗組員が、沈没事故を原因とするPTSD症状を調査時点で呈していることが示されていた。

また、GHQ28はオリジナルの六十項目版GHQから心理面に関する質問項目を選んで短縮したものである。これは、全般的な精神健康に関する妥当性の高い尺度として定評がある。GHQでは、ある基準得点を設定し、それを上回っていれば、何らかの精神医学的問題を有する可能性が高いと判断される。28項目版では、総得点六点がその基準値とされている。日本ではGHQは、災害研究において28項目版と30項目版が使用されており、また一般住民や対人専門職（看護職、教師など）を対象とした調査結果が知られている。先行研究によると、一般住民において基準点を上回る高得点者は一七%で、看護職では四〇%、教師では三三%などと報告されており、ストレスの高い環境では、高得点者の割合が高くなることが報告されている。本調査ではGHQ28の総得点が六点以上であった者は、十七名中十二名（七〇・六%）に上っていた。GHQの結果だけからは、どのような問題があるのかは判断できないが、調査時点において帰還乗組員の多くが、何らかの精神医学上の問題を有している可能性が高いことが示されていた。

さらに、SDSはうつ症状に関する尺度であり、抑うつ的な傾向を示す簡便な尺度として定評がある。日本語版も標準化されており、研究のみならず臨床現場でも多用されている。本尺度は二十項目によって構成され、各項目を四段階で評点する。先行研究によれば、一般には合計点で五〇点以上であれば、抑うつ気分の強い状態を反映するとされている。本調査対象の十七名の平均点は四八・一（標準偏差六・〇）点であった。また、総得点五〇点以上の者は十七名中九名（五二・九％）に上っていた。

(1)　面接調査でわかったこと

ついで面接調査が行われた。その結果の概要を項目ごとにまとめると次のようになる。

i　事故前の適応

彼らのほとんどは、船員としてのキャリアが長く、この船に乗る前に民間の遠洋漁船で仕事をしていた者も多い。学校関係者や船長によれば、業務に支障をきたしていたという報告はない。事故前の、精神医学的あるいは心理学的な記録は存在しないが、彼ら自身や家族の申告によれば、精神科の受診歴がある者はいない。なお、航海経験の長い船員の中には、船舶火災や沈没などを過去に経験した者が数名存在していた。

ii　事故直後の反応

事故は何の予兆もなしに発生し、わずか数分で船は沈没、彼らは海に投げ出された。十七名中十四名（八二・四％）が、死の危険を強く感じたと陳述している。また、ほとんどの者が強い恐怖感を感じた、ショッキングな光景を目撃したと言っていた。この恐怖感の内容としては、すさまじい衝撃と沈没から生じる恐怖だけでなく、救命ボートに乗り移ったあとも、「潜水艦から撃たれるのではないかと感じた」、あるいは「潜水艦が引き起こす波が大きく、ボートが転覆してしまうのではないかと脅えていた」など、別の恐怖感を述べたケースもあった。また、「一体何が起きたのかわからず、どうなるのか考えることもできなかった」と、放心状態であったと述べた者もいる（表Ⅱ-1）。

iii　新たなストレス状況

沿岸警備隊の救助、およびその後の米側の対応には「よくしてもらった」と評価していた者が多い。しかしながら、直後に救助の手を差し伸べなかった潜水艦に対しては、全員が強い怒りの感情を表明していた。また、マスコミによる過剰な取材は、帰国しそれぞれの自宅に戻っ

表Ⅱ-1　帰還乗組員の経験した事故時、および事故後の状況

事故によって身体的な外傷を負った	6 (35.3)
命の危険を感じた	14 (82.4)
恐怖感を抱いた	14 (82.4)
悲惨な光景を目撃した	13 (76.5)
自分を責める気持ちが強かった	4 (23.5)
事故後の生活に大きな変化があった	13 (76.5)
現在、生活が落ち着いたと感じている	9 (52.9)

人（％）

たあとも続き、そのことが彼らにとっては新たなストレスとなった。ある若い船員は、松山空港でテレビカメラが強く肩に当たり、安静のみで治癒可能とされていた骨折部位を再び損傷し、帰郷してから手術をしなければならなくなった。彼にとっては、メディアは怒りだけでなく恐怖の対象になった。生徒に対してのメディアスクラムの激しさは第I部ですでに述べられているが、船員、とりわけ船長や宇和島在住の者に対する当初の取材は、本当にひどいものだった。

船員十七名のうち十二名は通常、宇和島以外に自宅をもっており、航海と航海の間は自宅で待機するという生活を送っていた。事故後、船を失い船員としての仕事の場がなくなったために、彼らは宇和島市内に招集され、地域内のいくつかの高校に配属されて雑用をすることとなった。給与を払い続けている以上、自宅で休養させておくことは難しいというのが、雇用主である県の言い分だった。しかし、航海と航海の間は自宅で待機できていただけに、彼らにとっては完全には納得のいかない処遇であった。宇和島では、古くて誰も住まなくなった教職員住宅で共同生活を送ることとなった。それがいやな場合には、自分で別にアパートを借りて住み始めた。海の上の生活と違い、不慣れで不便な暮らしを送らざるを得なかった。たとえば、彼らの多くは自動車運転免許をもっていなかった。海の男にとっては不要なものなのだ。しかし、公共交通機関の乏しい地方都市で車なしに生活することは、とても大変なことだった。家族と離れ、ほとんど未知の土地で不自由な生活を送ることとなっただけでなく、漁獲手当を失ったうえに二重生活を強いられたために、経済的にも苦境に立たされる状況となった。

また、気晴らしに飲みに行ったり、パチンコをしたりするのも、狭い町だけに周囲の目がはばかられた。実際に「帰ってきた船員さんは気楽なものだ」と、遠回しに非難されたこともあるという。地域内の県立高校に二人ずつ配属されたが、その仕事の内容は、清掃や建物の修理といった雑用で、船員としてのアイデンティティとはかけ離れたものであった。こうしたことは、新たな日常のストレスを与えると同時に、彼らの自尊感情を傷つけ、孤立感を深めさせる要因となった。ある船員は自嘲気味に「わしら船乗りにとっては、今の生活はまさに陸《おか》に上がったカッパですわ」と語っていたのが、強く印象に残っている。

(2) 臨床診断面接

事前に実施した質問紙調査の結果から、帰還乗組員の多くが、ＰＴＳＤをはじめとする精神医学的問題を有する可能性が高いことが示された。ただし、質問紙調査の判定からは、精神医学的問題が存在する可能性の高さは示されていても、正確な診断を意味するものではない。そこで、より正確な議論をするために、構造化面接による調査を実施した。構造化面接とは、ある精神障害を診断するために、質問の流れと方法が決められた面接診断法であり、経験や面接手法の違いによる診断のばらつきを少なくするために欠かすことのできない方法である。今回の調査では生徒同様に、日本語版が標準化されているＣＡＰＳを用いた。その結果、調査時点でＰＴＳＤと臨床診断できる者が十七名中六名（三五・三％）認められた。また、厳密には診断基準に達しないが、ＰＴＳＤのすべての症状（想起、回避、過覚醒）がそろっているものを部分ＰＴＳＤとすると、調査時点において、部分ＰＴＳＤと判断される者が五名（二九・四％）存在していた。すなわち、十七名中十一名はＰＴＳＤ症状を強く有していることがわかった。この割合は、生徒ほどではないにしても、とても高い割合だった。

(3)　恥の感情と生き残り罪悪感

ＰＴＳＤという特徴的な精神医学的問題だけでなく、彼らの心理的変化の基盤には、いくつかの共通した特徴が存在していた。まず、指摘できるのは「恥」の感情である。男気を重んじる船員としてのメンタリティのために、船を失い、仲間を失い、生き残ったことに対して、彼らの多くは強い「恥」の感情を抱いていた。したがって、自らの苦境や苦悩のみならず、事故の状況さえ語ることを嫌う傾向があった。「あいつらは死んでしまったのです。彼らや家族の無念さに比べたら、生き残った者のつらさなど、どうでもいいことです」「船乗りなら海で死ぬことなど恐れていません。生き残ったのに、つらいなどということは、言えるはずもありません」などと、彼らの多くは自らの感情を抑制し、それを言及するのを回避する傾向がみられた。同時に、生き残ったという事実から生じる強い罪責感を、三分の一の船員が抱いていた。こうした感情は「生き残り罪責感（サバイバーズギルト）」と呼ばれるが、航海という一体感の生じやすい環境で、一瞬にして同僚を失った悲しみが、こうした感情につながったのであろう。

3　調査結果の活用と追跡調査

最初の調査結果を得て、まず行われたのは訪問活動で、保健師が定期的に勤務先や自宅に赴き、健康状態や日常生活上の問題について相談を受けた。最初は支援の必要性に半信半疑だった船員たちも、この活動を通して次第に保健師への信頼が深まっていった。そして少しずつ、内面に秘めていた心理的苦悩を語り始める者が増えていった。しかし、補償交渉や船体引き揚げ作業などの事故を想起させる出来事が続き、また生活面での不安定さは相変わらずで、多くの船員は心理的ストレスを抱えたままであることは明らかだった。保健師の訪問以外に、不眠や抑うつ気分の強い場合は、地元の医療機関で治療が始められたり、必要な場合には自宅での療養が開始された。こうした関与の中から、経時的なデータを採取しておく必要性が指摘され、一回目調査から約半年経過した時点で、二回目の調査が行われた。この調査は、二〇〇一年十一月から翌年一月にかけて、十七名全員を対象として行った。方法は初回調査と同じである。

(1) 自記式尺度

前回調査と同様に、三つの自記式尺度を採取した。まずGHQ28の総得点が六点以上であった者は、前回調査では十七名中十二名（七〇・六％）であったが、今回は十七名中十名（五八・八％）であった。また十七名の総得点の平均は八・四点で前回より低下しており、十七名の総得点の変化をみると、得点が減少している者が九名、増加している者が五名、変化のない者が三名であった。

次に抑うつ症状の尺度であるSDSの高得点者の割合と平均点について、前回と比較してみると、高得点者は前回が十七名中九名（五二・九％）であったのに対して、今回は十七名中四名（二三・五％）であった。また平均点は前回が四八・一点、今回が四六・〇点であった。一七名の総得点の変化をみると、得点が減少している者が十一名、増加しているものが六名であった。

さらに、PTSD症状に関する尺度としてIES-Rを用いた。前回調査では十七名の中で二五点以上の高得点者は十一名（六四・七％）、総得点の平均は三二・二点であったのに対して、今回は高得点者八名（四七・一％）、平均点は二三・〇点であった。

(2) 面接調査

構造化面接では、調査時点でPTSDと診断できる者が十七名中四名（二三・五％）認められた。また、前回と同じ定義による部分ＰＴＳＤと判断されるものが三名（一七・六％）存在した。前回の調査結果と比較すると、今回ＰＴＳＤ診断のついた者四名のうち、一名は前回は診断なしとされたものであった。なお、前回ＰＴＳＤ診断のついた六名のうち三名は今回も診断可能で、症状数が減じており不全例と判定された者が二名、診断されなかった者が一名認められた。このように、事故後九カ月で、全体としては改善傾向は認められるものの、慢性化しつつある者、あるいは症状が増悪している者の存在が確認された。

(3)　その後の活動と安定化

調査結果を踏まえて、心理教育を中心とした集団への心理学的介入が強化された。その背景には、回復する者とそうでない者との間で差が広がり、「ＰＴＳＤは弱い者がなるもの」「もともとの病気が出ただけ」などの無理解な言葉が聞かれるようになっていたという状況も影響している。介入の内容としては、五、六人の小グループによる集団精神療法を行った。参加者には生還した船員だけでなく、新造されるえひめ丸の乗組員として新たに雇用された者も含まれていた。

このセッションはベテランの臨床心理士である大上律子が担当した。その中での印象深いエピソードを彼女は報告している。ある日のセッションでは、ＰＴＳＤに関する心理教育が行われた。わかりやすく、ＰＴＳＤの頭文字を使って「人（Ｐ：パーソン）が、とんでもない（Ｔ）ストレス（Ｓ）に、出会った（Ｄ）ときに起こる問題」と説明した。それを聞いていたあるベテランの船員が、しみじみと「それやったら、誰しも事故後はＰＴＳＤになっとったんやな」と言った。彼はリーダー格で、みんなからの信望が篤いだけでなく事故後もほとんど問題を感じさせない人だった。彼の一言を通して、診断がつこうがつくまいが、一様にみなが苦況に立たされているのだということを、参加者が確認できたのだった。

また、生活面への不安定さに対して、雇用形態の見直しが行われた。というのも、同じ船員といっても正規の県職員であった者と、臨時雇用の形態をとっていた者に分かれていたからである。漁獲手当が十分に期待できているときには、この待遇の違いは問題にならなかったが、事故後は格差が目立つようになった。県は異例の措置として、臨時職員全員に対して正規雇用のための公務員試験を行い、二〇〇二年度からすべての船員を正規職員として採用した。これは「いつ、やめろと言われるかわからん」という不満と不安を抱いていた臨時雇用の職員にとっては、経済的にも心理的にも安心材料となった。

また、えひめ丸の新造も彼らにとってはアイデンティティをとりもどすきっかけになった。船長や幹部は設計段階から関与し、ほぼ完成してからは、ほとんどの船員が新たな出港に向けた準備のために新造船に乗り込んだ。その後、事故から二年が経過した二〇〇三年一月に、乗組員を対象とした第三回目の調査が行われた。その結果、ＰＴＳＤと診断された者はなく、部分ＰＴＳＤと診断された者が三名だけとなり、順調な回復が確認された。そして、退職者を除いて全員が職場復帰を果たしたのである。

4　保健所の果たした役割

帰還した船員を対象とした数年間の支援活動は、次のような点において画期的なものであった。まず、ケアを受ける動機づけの必ずしも高くない集団に対して根気強く働きかけ、信頼を獲得し、継続的な調査と集団精神療法を長期にわたって実施したことは、わが国ではほとんど先例のないものであった。とくに活動を主導したのが地元の保健所であったことは、注目すべき点である。というのも、教育現場で発生した事故や事件では、被害者の支援は学校主導で行われることが多いからである。私は阪神・淡路大震災をはじめとして、いろいろな災害、事故、事件後の支援活動に関与してきた経験があるが、学校を舞台として支援を提供する際、外部からの支援は簡単には受け入れられないことを何度も経験してきた。教育関係者は何とか自分たちでやろうとするし、外部の者に学校のことはわからないことも多い。えひめ丸事故も、学校にすべてを委ねることも選択できたであろう。しかし、今回の事故は、その重大性と社会的注目度の大きさから、愛媛県は教育委員会だけでなく関係する部署を総動員して対応した。また、宇和島という地域には、精神医学や心理学に関係する社会資源が少なく、もっともマンパワーが期待できるのが地元保健所だったという事情もあった。災害や事故後の被害者支援活動に重要なアウトリーチ（支援者のほうが被害者のもとを訪れること）にもっとも慣れている職種は保健師であり、彼女たちが活動の中心になったのは、大きな幸運だった。定期的に自宅や職場に訪問し地道に関係を作り、さらには一地方機関である宇和島中央保健所のスタッフがハワイまで遺族に同行し、全国に散らばっていた船員のもとに足を運ぶなど、想定外の活動を行ったのである。このことは、高く評価されるべきだろう。

5　惨事ストレスとしてのえひめ丸事故

阪神・淡路大震災で注目された事象として、「惨事ストレス」というものがある。[1] これは、職業的な災害救援者が、救援活動中に直面するトラウマ体験によって受ける影響のことをいう。たとえば、阪神・淡路大震災では消防士は水利を得ることができず、燃えさかる火を消火できなかったり、重機がないために重傷者を救出することができないなどの、日常では想像できない状況を経験した。その影響は予想以上に大きく、われわれが行った一年後の調査ではＰＴＳ

D症状を強くもつ者の割合は一六％にも上っていた。(2)惨事ストレスにつながりやすい状況としては、悲惨な遺体を扱う、子どもの遺体を扱う、十分な救援活動ができない、活動中の殉職や重傷、非難や批判を浴びるなどがあげられる。

えひめ丸事故は船員たちにとって、業務に関連して職場で起きた悲劇であった。しかも、男気を重んじ危険と背中合わせの仕事であるという意味において、消防士などの災害救援者が経験する業務中の事故と似た性格がある。さらに仲間や部下を失い、自らも命からがらに救出され、何の非もないのに誹謗中傷にさらされたなどの点において、惨事ストレスと呼んでもまったく違和感のないものである。

惨事ストレスからの回復を考えるうえで、もっとも重要なのは、職場としての一体感を保ちながら、組織が職員を守り通すという基本的態度である。阪神・淡路大震災の一年後に行われたアンケート調査の自由記載欄には、次のような記載があった。

「これだけの大震災で、消防職員として無力感を味わい、ただ未来に対する希望のみが頼りであったのに、ほとんど防災体制は充実されていない。今回の震災でも職員に対する手当がなされていない。働き損であった。もし同様の災害があったとしたら今度は職員の参集率も悪いものになると思う」

「まさに文字どおり身を粉にして必死になって活動したのに、組織は労をねぎらってくれるどころか、これでもか、これでもかと言わんばかりに、いつまでも休息も与えず徹底的にこき使ってばかりだった。身も心もくたくたになってしまい、自分が天職として選んだこの職務に大きな失望を覚えた」

単に惨劇を体験したというだけでなく、どれだけ職場が職員を守りねぎらうことができるかによって、その影響、とりわけ仕事に対するモティベーションの低下が防げる可能性があるのだ。この経験を踏まえて、震災被災地の消防組織ではこの十年間に惨事ストレス対策を順次導入してきた。この地域ではたまたま二〇〇三年に消防士殉職事故が相次いで起こってしまったが、震災と同じ轍《てつ》を踏まないように、事故直後から組織としてケアに取り組み予防的介入を行った。私も心理教育やカウンセリングを担当したが、多くの消防士が、事故後にもっとも救われたのは組織が自分たちを守る態度を貫いてくれたことだと言っていた。メディアに曝露されることを防ぎ、まったくの不可抗力であったことをいち早く表明し、ケアの体制をしいてくれたこと、これらの組織としての対応で救われたというのである。

えひめ丸事故では、愛媛県が船員たちに対して最大限の支援を続けたこと、多くの問題はあったものの共同生活を送ることによって一体感が維持できたこと、新造船の完成によって船員というアイデンティティをとりもどせたことなどを通して、惨事ストレスとしての事故体験から、多くの船員は回復できたと理解することもできるだろう。

この事故に関して、もう一つ忘れてはならないことがある。それは、学校や保健所の担当者たちが受けた影響である。遺族の悲嘆や生存者の衝撃に接し、彼らを支え続けることは、まさしく間接的にトラウマを体験することであった。私は宇和島水産高校職員の状況は知らないが、保健所には何度も出入りし彼らとともに活動した。私は、多くの災害で保健所に出入りしてきたが、これほどモティベーションの高い集団を見たことがなかった。彼らを支えたのは、地域の危機に介入しなければという強い使命感と、職場としてさまざまな問題を共有していた連帯感と、地域の医療機関や外部の専門家などの支援体制が作られていったことなどだったのかもしれない。いずれにしても、保健所の活動なしにえひめ丸事故から多くの被害者が回復していくことはなかっただろう。そのことはどんなに賞賛しても足りないぐらいである。

◆参考文献

(1) 加藤寛「災害救援者と惨事ストレス」『臨床心理学』四（六）、七五三―七五七、二〇〇四

(2) 加藤寛、飛鳥井望「災害救援者の心理的影響—阪神・淡路大震災で活動した消防隊員の大規模調査から—」『トラウマティック・ストレス』二（一）、五一—五九、二〇〇四

(3) 加藤寛「日本における災害精神医学の進展　阪神・淡路大震災後の十年間をふり返って」『精神医学』四八（三）、二三一—二三九、二〇〇六

第2章　危機介入としての入院治療

丸岡　隆之

1　はじめに

第Ⅰ部第4章で記されたように、二〇〇一年十月三十日、症状が重篤であった三名の生徒が久留米大学病院精神科病棟（以下、当科病棟）に入院した。そのとき筆者は、えひめ丸沈没事故調査班に属しながら、当科病棟の副病棟医長でもあった。当時から当科病棟は、外傷後ストレス障害（PTSD）と診断を受けた患者が常時入院している状態ではあった。しかしながら、エピソードが同じ思春期の被害者が一度に三名、しかも非常に有名な事故被災者ということもあり、守秘義務への配慮や、病棟の集団力動に及ぼす影響などについて、病棟スタッフを交え、入院前から幾度も慎重に話し合う必要があった。この章では、入院した三名の生還生徒の入院経過の詳細を報告する（本報告にあたり、治療を受けた三名の生徒には、本書記載に関していずれも文書および口頭にて許可をいただいた。また、本文中の氏名はすべて仮名である)。

2　当科病棟の特徴

久留米大学病院は総病床数千百床余りをもつ、福岡県中西部地区の中核的総合病院である。当科病棟は、その中で定床六十床をもつ全閉鎖病棟であり、二〇〇〇年に大学病院としては初の急性期治療病棟の認可を受けた。そして、入退院の回転率の増加に伴い、より迅速な対処と有効な治療を提供するために、二〇〇一年から図Ⅱ-1に示すような各種集団療法を導入している。これらをかいつまんで

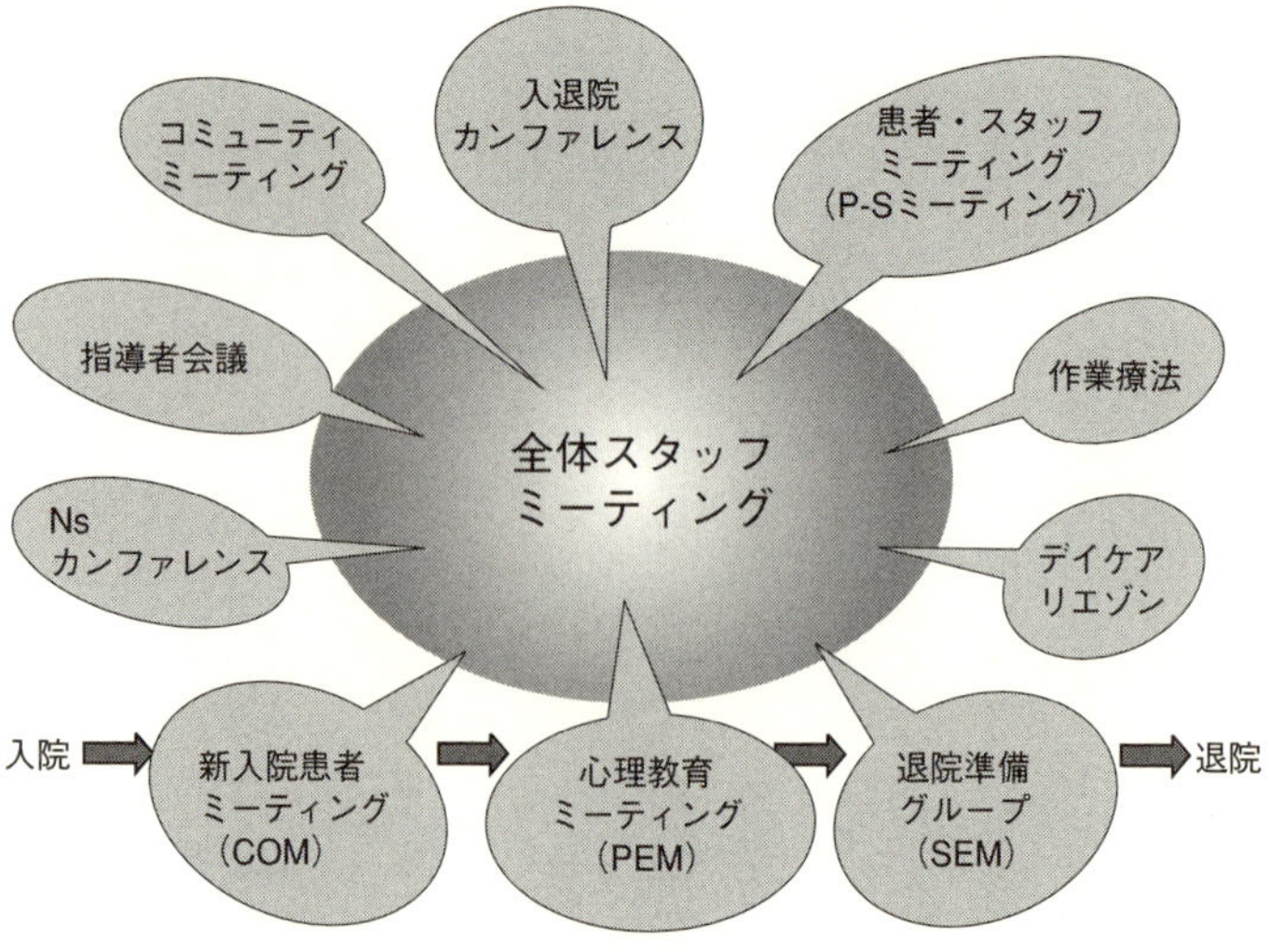

図Ⅱ-1

述べるならば、毎週一回病棟スタッフ全員が参加し各集団療法からの情報を統合していく全体スタッフミーティングを中心に、たとえば、入院一カ月目に新入院患者ミーティング、二カ月目に心理教育ミーティング、三カ月目に退院準備グループと、急性期治療病棟の条件である三カ月間の入院期間を想定し、クリニカルパス的[注1]に運用している。

3 PTSD患者の入院治療

集団の中で個人は、発達段階のより早期の未熟な段階に退行（俗にいう「子ども返り」）する傾向があり、精神病的な不安が発現しがちとなる。入院集団においても同様に、患者の内面では、乳幼児が使うような心的機制（分裂や投影性同一化などの原始的防衛機制）が活発となり、個々人のライフパターンと相成って周囲に影響を与えていく。つまり、入院環境の中では、患者は日常生活の中で使っている自らの言動の癖を反復し、それを極端な形で表出しやすいのである。入院治療では、その表出された患者の問題行動のパターンを周囲が把握し受け止めることによって、問題や症状の克服を助けていける可能性がある。しかし、そのような体験を提供するためには、病棟が、患者の退行した行動に巻き込まれることなく、理性を失わず現実的課題を達成できる集団として機能している必要がある。この点において、当科病棟での集団療法による構造化の試みは意味をもってくるのである。さて、このような病棟環境の中で、ＰＴＳＤ患者に対しては、どのような治療が提供できるのだろうか。

治療の過程でトラウマは再現するものである。ましてや入院という退行促進的な環境の中では、患者は比較的当初からトラウマのエピソードを入院生活のさまざまなものへ投影し、病棟があたかも事件や事故の現場であるかのように体験するのをわれわれは観察している。しかしそのことが治療の妨げになる、とばかりとはいえない。当科の入院治療は、安全で構造化された環境の中で再演された体験に対して、日常生活では成功しなかった対処とは別の関わりを提供する。もちろん、治療の過程で以上のような再演を取り扱えるようになるのは、治療関係が整ってくるのに応じて、徐々にではある。しかしながら、そうであったとしても、治療をするにあたっては、常に以上のような配慮が求められるのである。

4　入院にあたっての配慮

今回の事故による入院は、以下のような特殊性に配慮した試みが必要であった。

(1)　守秘義務

入院の目標は、まずトラウマ治療の第一原則である「安全の場所」を提供することであった。当時、地元ではマスメディアの攻勢が大きな問題になっており、生徒らは、自分の一挙手一投足がリークされるのではないかという不安につきまとわれていた。病棟は、このような状況を一時的に回避できる場所として機能できるはずであったが、のちに行政の手違いから、三名の入院はマスメディアの知るところとなり、新聞などで報道されてしまった。以上のごとく、事故の知名度や、精神科病棟に入院という、生徒らにとって未曾有であろう事態に対応するために、さらにそれぞれに偽名を準備することにした。

しかし一方で、偽名を使わざるを得ないような入院環境では、彼らの事情や心情を自由に吐露することがはばかられてしまうような事態になりかねないことが予想された。そして、そのような事態は、行方不明生徒の家族の心情を慮《おもんぱか》るあまり、公然と表に姿を見せることに気を尽くしすぎ、引きこもりを呈してしまった地元での状況の再演になりかねなかった。そのための試みとして、生徒らと数名のスタッフで構成した週一回のグループワークを設定した。

(2) 喪の儀式

当時は行方不明者の遺体がまだ発見されておらず、地元ではその死を受容できない状況であった。身近な者の突然の死に対する否認は、生還生徒らに悲嘆の停滞をまねいていた。さらに、船内捜索の結果、仲間の遺体に直面したときの生徒らの衝撃の大きさは相当なものであることが予想された。また、その後に行われるであろう葬儀や合同慰霊祭もまた、生徒らにとっては事故を生々しく想起する状況になりかねなかった。入院目標の一つは、地元にいたままでは無防備な曝露状況にならざるを得ないこの時期をなんとか克服し、生徒らの正常な悲嘆を促進することであった。そのための試みとして、近くの寺の協力を求め、入院治療の枠組みの中で、入院生徒らとその家族のみを対象に慰霊式を計画した。

5　生徒らの入院経過

(1)　小川君（仮名）

i　入院までの経過

小川君は漁港の町に住んでいた。両親と周辺に住む親戚の多くは漁業を営んでおり、数件先のいとこが同事故で亡くなった。生還後は、自宅に引きこもってしまい、昼夜逆転の生活に陥っていた。

ii　PTSDの症状

① 再体験症状―逃げている場面の侵入的想起、動悸や緊張感、「バトルロワイヤルのような殺し合い」の悪夢。
② 回避・麻痺症状―事件にまつわる考えや感情の回避、遺族からの回避、引きこもり、友達関係などの興味の喪失、周囲との疎隔感、感情体験の減退、将来の短縮感。
③ 過覚醒症状―重度の不眠、物を投げるなどの怒りの爆発、マンガすら読めないという集中力困難、外出時の過剰な警戒心。
④ 自分の行動に対する罪責感、生き残り罪責感、注意力の減退、非現実感など。

iii　入院経過（図Ⅱ-2）

入院当初、小川君は一点を見つめたまま怒りの表情をくずさず、ベッド周囲のカーテンを閉め切って一日をすごしていた。自分の気持ちを語る場は、かろうじてグループワークの中だけであった。その中で、船内捜索の終結の時期に、「事故のとき、食堂に向かって叫べていたら、一緒に逃げることができたのではないか」と、仲間への申し訳ない思いをぽつりと語った。

そのような小川君であったが、慰霊式の終わった夜に、「不安が二つある」と、はじめて病棟スタッフに相談をもちかけた。「一つは、うちは代々漁師で自分も当然後を継ぐつもりだったが、今は海を見ることもできない。二、三年くらいは海から離れて暮らしたいが、そのことを父にどうしても言えない。先生から専門的に話してもらいたい。もう一つは、いとこが亡くなった実感をもてない。まだどこかで生きているのではないかという思いがぬぐえず、慰霊式をしても実感がわかず苦しい……」。

当時、病棟スタッフの多くは、偽名まで使っているこの三名にどう接してよいかわからずにおり、食欲や睡眠の確認など、ごく表面的にしか関わるすべを思いつかなかった。そのために、小川君の告白は、病棟スタッフにとって介入のよい機会となった。相談の結果、海から離れて暮らすことについて、スタッフが見守るなか、父に電話を入れ、率直に話すことを思い立った。この試みは、ともかくも父に気持ちをわかって

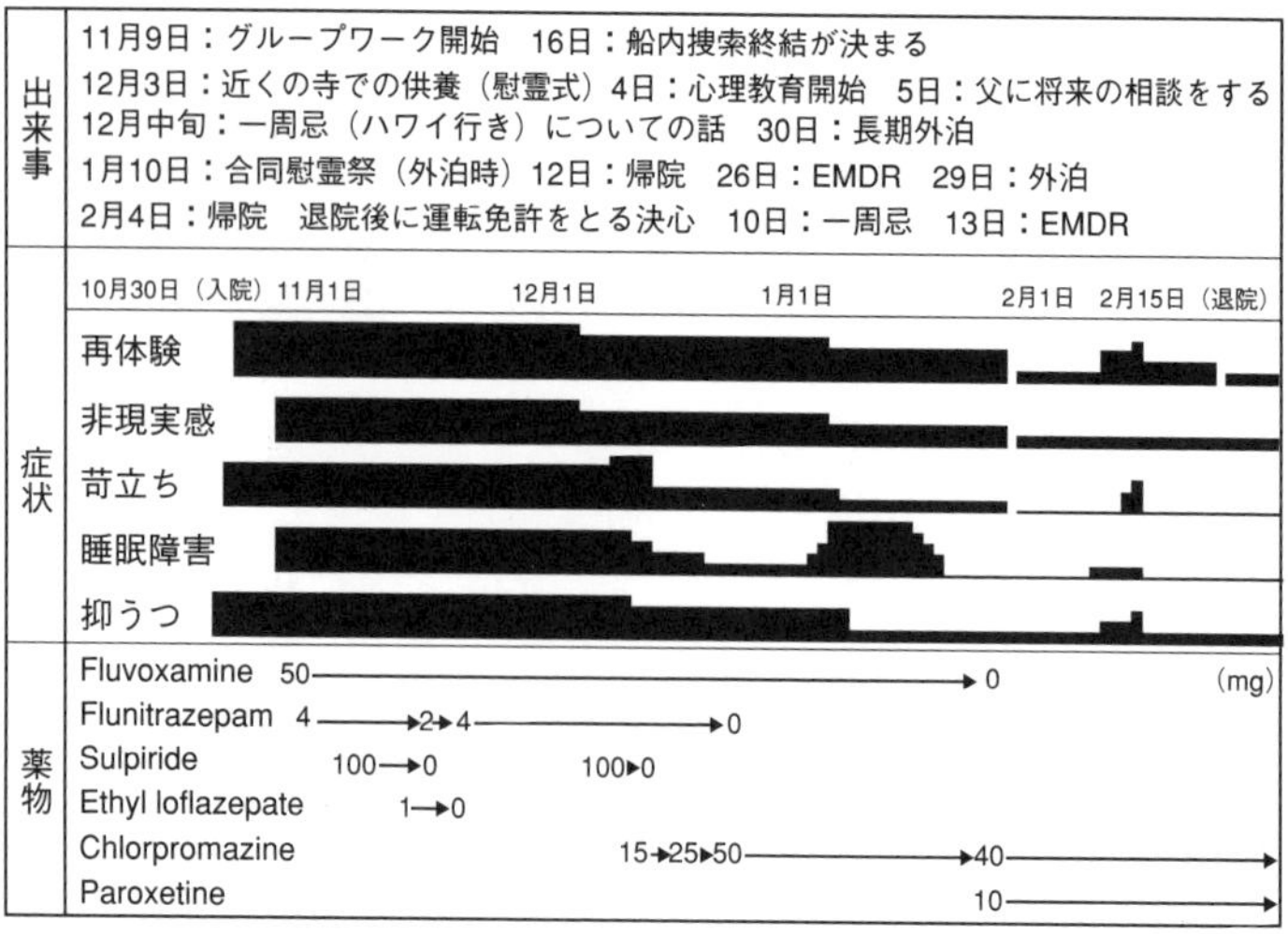

図Ⅱ-2　小川君の入院経過

もらえたと、本人自身の納得につながった。そしてその後から、波はあるものの徐々に再体験や苛立ちや非現実感が軽減してきた。「殺し合いの悪夢」などの睡眠障害は、クロルプロマジン（抗精神病薬）投与後に改善し始めた。注2

年末が近づき、グループワークでは、正月の外泊や地元での合同慰霊祭、ハワイでの一周忌に話題が及んだ。病状を考え、ハワイへは不参加を決めたが、地元での合同慰霊祭の参加と、今までどうしてもやれずにいた、いとこの家へお参りすることを目標に外泊を計画した。その目標は達成され、外泊中に病棟へ「いとこの家族から、来てくれてうれしいと言われた」とほっとした声で連絡があった。外泊中に生活は一時昼夜逆転したものの、病棟にもどると再び改善した。

帰院後にＥＭＤＲ注3を施行し、その直後はＩＥＳ-Ｒ（二一四ページ）が三〇点から六点に下がり、再体験、非現実感、苛立ちなどのＰＴＳＤ症状がほぼ改善した。直後にもう一度いとこの家に行ってみたいと急な外泊の要求があり、再び試みたあと、海から離れずにおれるのではないかと自信を深めた。二月十日の一周忌が近づくと症状は一次悪化した。黙祷を捧げようという話がもちあがったが、当日は布団から起きあがることができず、「まるで船酔い状態」のようだと語った。その後は比較的速やかに症状はおさまり、退院前に再度ＥＭＤＲを試み、退院後に自動車免許を取得する決心をして退院した。

iv　経過の考察

小川君が入院当初に怒りの表情をくずさなかったのは、仲間（とくにいとこ）が亡くなったことに起因していたようであった。つまり、自分だけが生還してしまったことへの罪悪感から、やわらかな表情や姿を示すことが困難になってしまっていた。偽名を使わざるを得ないような入院環境は、自分の存在があたかも悪であるという思いを彷彿させるような、地元の環境の反復であった。グループワークは、そのような「生き残り罪悪感」について語ることのできる環境を提供したように思われた。そこは、「秘密」や「羞恥」や「スティグマ」を語ることのできる唯一の「安全な場所」であった。

また、入院という安全な医療的環境の中で行われた慰霊式は、小川君の停滞していた悲嘆をうながすことに一役かったように思われた。その直後のスタッフへの相談は、いずれも現実に向き合おうとする姿勢に基づくものであり、喪失からの回復を希求するものであった。このときを機に治療関係は築かれていき、その信頼感のもと、外泊時に亡くなったいとこの家でのお参りが可能となった。ＥＭＤＲは、このように治療関係が整ったあとに施行された。

さらに一周忌への対処は、この入院治療の要であった。一周忌に対して、出現する可能性のある症状やその対処について、あらかじめ心理教育していたことは、有効であったように思える。閉鎖病棟は、小川君に「閉じこめられた船内」を想起させたが、その再演に対して彼は、ある程度客観的になれる視点をもつことができ、自己対処が可能であった。このような安全な治療環境（コントロールされた曝露状況）の中での再演と、それへの対処は、トラウマの構造を修正し、自己効力感の再建に貢献できただろう。

(2) 山下君（仮名）

i 入院までの経過

山下君は中学の頃から船舶に興味をもっており、自ら水産高校を志望した。成績は常にトップクラスであり、将来は水産系の大学進学を目指していた。そして航海実習中もリーダーとしての役割を遂行していた。

ii PTSDの症状

① 再体験症状―行方不明の友達の顔の侵入的想起、遺体が引き揚がる悪夢、何かにぶつかったときに起こるフラッシュバック、テレビや新聞の記事を見たときの苦痛感や動悸。

② 回避・麻痺症状―考えや感情や活動の回避、事件の部分的想起不能、興味（柔道、釣り、友達付き合い）の減退、周囲（同級生や生還生徒）との疎隔感、幸福感の減退、将来の短縮感。

③　過覚醒症状—不眠、怒りの爆発、集中力困難、人混みでの過剰な警戒心、突然の物事への過剰な驚愕反応。

④　事故当時の行動に対する罪責感、生き残り罪責感など。

iii　入院経過（図Ⅱ-3）

山下君は入院初日に「こんなに早く眠れたのは久しぶり」と入院治療の印象をよくした。そして、入院前は頑なに拒絶していた服薬を受け入れた。山下君は入院中も三人のまとめ役であった。一回目のグループワークでは事件のこと、とくにリーダーとしてみなを先導できなかった罪責感が語られた。このことを機に、地元では決して語ることのできなかった事件の話題を口にすることができるようになった。

十一月十六日に、船内捜索の終結が報道されたことで、夜間の物事への過敏性や驚愕反応が一時悪化したが、クロニジン（アドレナリン遮断薬）投与にて軽減した。また、悪夢は、アモキサピン（三環系抗うつ薬）で対処した。[注2]　慰霊式後に不安発作を認め、「葬式すんだばっかりなのにもう笑っているとか言われ、地元では笑うこともできなかった」と、地元でのつらかった体験を想起し、スタッフに語った。また、船内捜索時にみつかった遺留品に「仲間はもういなくなったので意味がない。忘れたい。高校でやってきたことが全部無駄になってしまった……」

と語った。一方、うつ病の心理教育ミーティングには、「自分によくあてはまる」と熱心に参加した。

　年末年始の外泊のときには、「みんなの葬式には出ることができなかったので、合同慰霊祭は参加したい」と出席した。その後、「いろいろ思い出した」と症状を増悪させ帰院した。事故のときに打ちつけたという場所（頸部や顎）の痛みが出現していたが、帰院後に軽減した。

　二月十日の事故日には屋上で黙祷を捧げる予定にはしていたものの、その数日前から不安発作が増悪し、当日はベッドから起き上がれなかった。その後にEMDR[注3]を施行した。「映像が薄くなって、頭が真白になった」と評価よく、二月十五日に退院した。

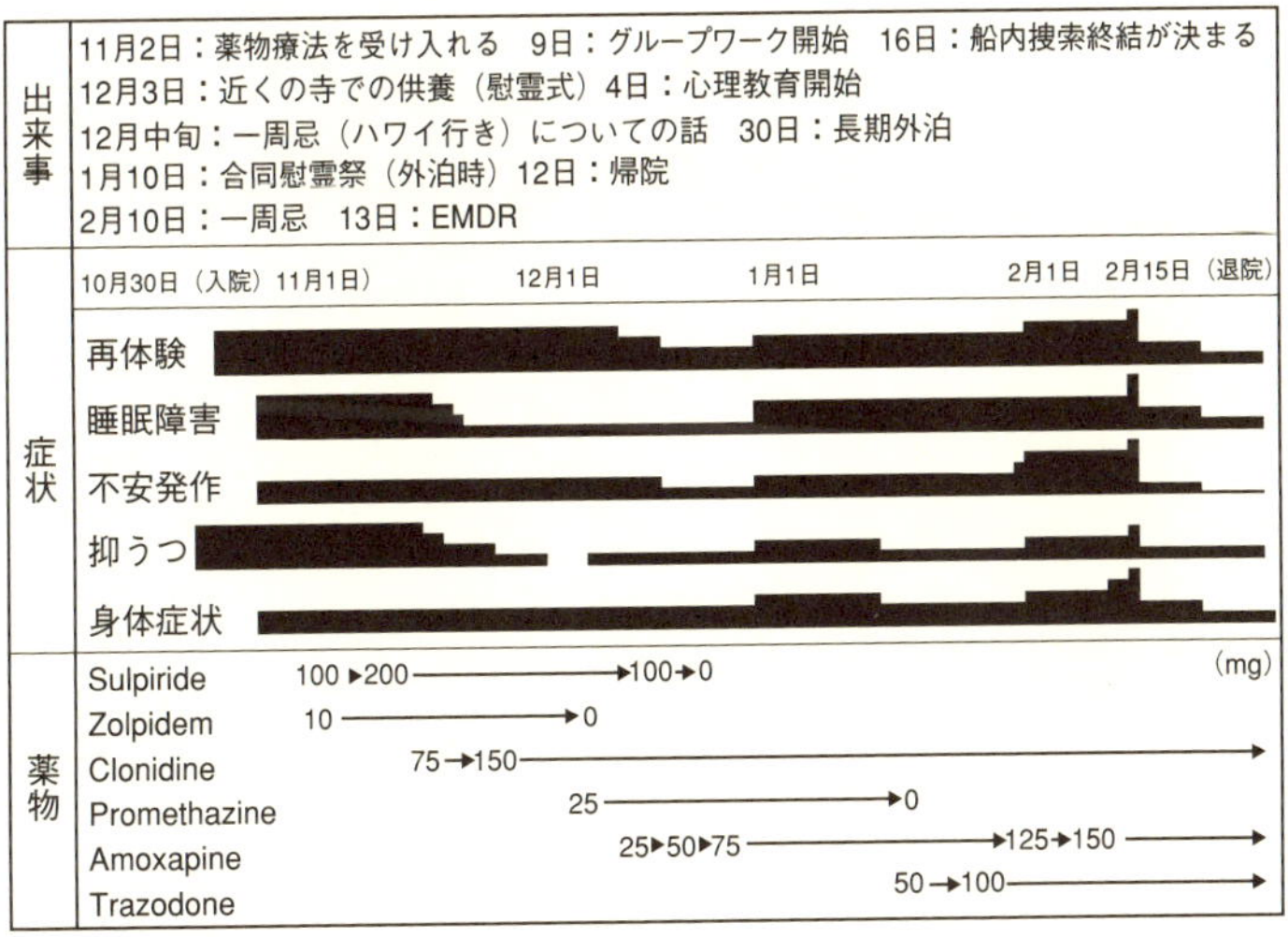

図Ⅱ-3　山下君の入院経過

ⅳ　経過の考察

仲間を人一倍大事にし、周囲からの信頼も厚かった山下君は、「自分の力不足のせいで大切な仲間を失った」という思いに苛《さいな》まれていた。さらに展望をはっきりと見据えたうえで高校に進学した彼にとって、職業訓練中のこの事故は、将来の夢を喪失することにもつながっていた。このように、仲間や将来や自己信頼感の喪失に圧殺されんばかりの心情であった彼が、入院早々に症状が改善したことによって、入院に対して万能的な期待を抱いたことは想像するに難しくない。彼にとって当初の入院環境は、失われたさまざまなものを、あたかもとりもどせたかのような空間だったのではなかったろうか。つまり入院治療は、陽性の関係から始まった。当時は持ち前のリーダーシップを発揮し、三人のまとめ役となり、他患やスタッフとの関係をとても大事にした。

しかしながら、船内捜索で発見された遺留品や慰霊式は、彼を現実の喪失に直面させることとなった。入院治療の目標の一つは、このような喪失に直面せざるを得ない時期を支え、正常な悲嘆をうながすことであった。一時期は不安発作や身体症状が増悪したが、その後は合同慰霊祭への参加を決め、一周忌もなんとか克服した。ＥＭＤＲが成功したのは、以上のような経過の中で、現実的な希望（肯定的認知）が多少なりとも育まれたからではなかったかと思われた。

(3) 江島君（仮名）

i 入院までの経過

江島君は大柄で体力があり、体育系のクラブ活動に熱心であった。親戚が漁業に従事しており、本人も将来は海の仕事をするつもりであった。

ii PTSDの症状

① 再体験症状―沈没時に逃げるときの侵入的想起、波に飲み込まれる悪夢、外出時のフラッシュバック、強迫的に見てしまうニュースをきっかけに起こる苦痛感や動悸。

② 回避・麻痺症状―思い出す場所（教室）や出来事（エンジン音、オイル臭）からの回避の結果の不登校や引きこもり、興味（釣り、テレビ、友達付き合い）の顕著な減退、将来の短縮感。

③ 過覚醒症状―極度の不眠、怒りの爆発、集中力困難、過剰な警戒心、著しい驚愕反応。

④ 自分の行動に対する罪責感、極度の注意力減退、非現実感など。

iii 入院経過（図Ⅱ-4）

江島君は当初から閉鎖病棟に対し、「閉じ込められている不安」を盛んに訴え、入院生活のさまざまな場面（ご飯の残りをバケツに捨てる規則や、屋外での作業療法中に嗅いだガソリンスタンドのオイル臭など）から、船内での生活を想起した。グループワークでは毎夜みた悪夢（船が暴走して追突する、飛行機が墜落するなど）を報告した。

入院三週目に強引に自宅に外泊したが、高熱を出して帰院した。さらにはほかの患者に偽名であることを教えてしまった。地元での慰霊式のあとから、睡眠や食欲などの基本的な生活リズムが整い始めたのを機に、退院を要求するようになった。うつ病の心理教育ミーティングの参加には「知識を得ると病気に向き合うことになるのが怖い」と消極的である一方で、「入院は現実から逃げていることにすぎない」と言い張った。

十二月中旬に本人が半ば強引にいったん退院を

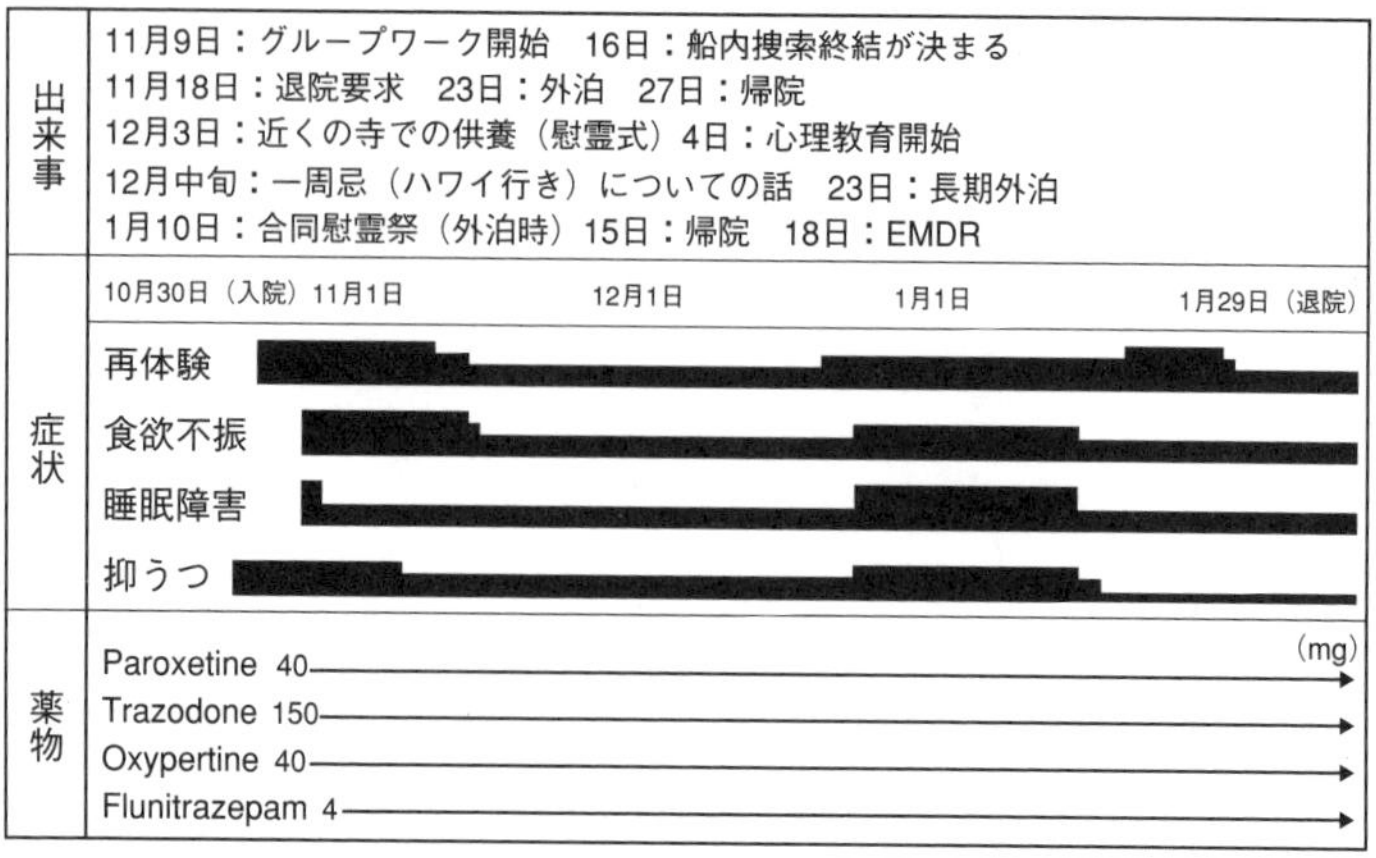

図Ⅱ-4　江島君の入院経過（１回目）

予定してしまったが、その直前にフラッシュバックが頻回に出現したために、ベッドを確保したままの長期外泊とした。約三週間の長期外泊中に睡眠障害（過眠と悪夢）が増悪した。その後も「事故の実感がないので事故を受け入れる気持ちにならない。ハワイに行くことで実感したい」と、一周忌のハワイ行きを目指し、帰院二週間後に退院することとなった。スタッフの多くは、治療的関わりの糸口をつかめないままであり、早期退院する江島君に、「治療はまだ終わったわけではない」と声をかけた。

その後、江島君は「死ぬような思い」でハワイに行き、それから自宅に引きこもり、急激な体重増加と肝機能障害を併発し、果たして数カ月後に再入院となった。しかし、そのときの江島君は、「もう仲良しごっこはやめた」と語り、拘泥《こうでい》しない態度になっており、病棟プログラムを遵守し、症状を改善させて退院した。

のちに江島君は、生還生徒の中で唯一えひめ丸での航海実習に再びチャレンジし、その課題を果たした。

iv　経過の考察

江島君のフラッシュバックや悪夢の内容は、「閉塞空間での生命の危機」に終始していた。そのために、閉鎖病棟での入院自体が、江島君にとっては事故時の船内の再演そのものとなっていた。江島君は、頻回な外出や外泊によって、そこからの「脱出」を試みたが、一方で彼の望みは、事故に対する生理的実感を自らの手でつかみとることであった。心理教育ミーティングでの葛藤的な発言は、江島君の心情を明らかにしている。つまり、この時期の江島君は、「外泊（脱出）」と「帰院（直面）」を繰り返すことによって、事故を反復していたのである。入院治療でまず行ったことは、江島君自身による自己制御感をとりもどす試みをできるだけ妨げないような治療環境を提供しながら、その後の治療関係を育んでいくことであった。半ば強引に退院を決意しながらも、再び入院を承諾したことは、一度目の入院体験が単に曝露状況を提供したにすぎなかっただけではなかったことを意味するだろう。江島君の一見めちゃくちゃなさまざまな試みは、治療的枠組みから結局は大きく逸脱することがなかったし、治療もそこに焦点づけながらなされていた。

二度目の入院時の「もう仲良しごっこはやめた」という発言は、「海の男＝男気」の関係の中で「勇ましく生きる」という同一性に対しての諦念の雰囲気が感じられた。江島君は、その大柄でたくましい外見とは対照的に、もともと繊細な側面を多くもっていた。再入院中には、ソーサーにコーヒーカップを丁寧にのせ、悠々と紅茶を飲んでいる姿が印象的であった。この凄惨な事故は、江島君を「つまり自分はこの世でどう生きるか」という自我同一性の課題に直面させた。入院治療によって外傷後の成長（posttraumatic growth）という課題に少しでも触

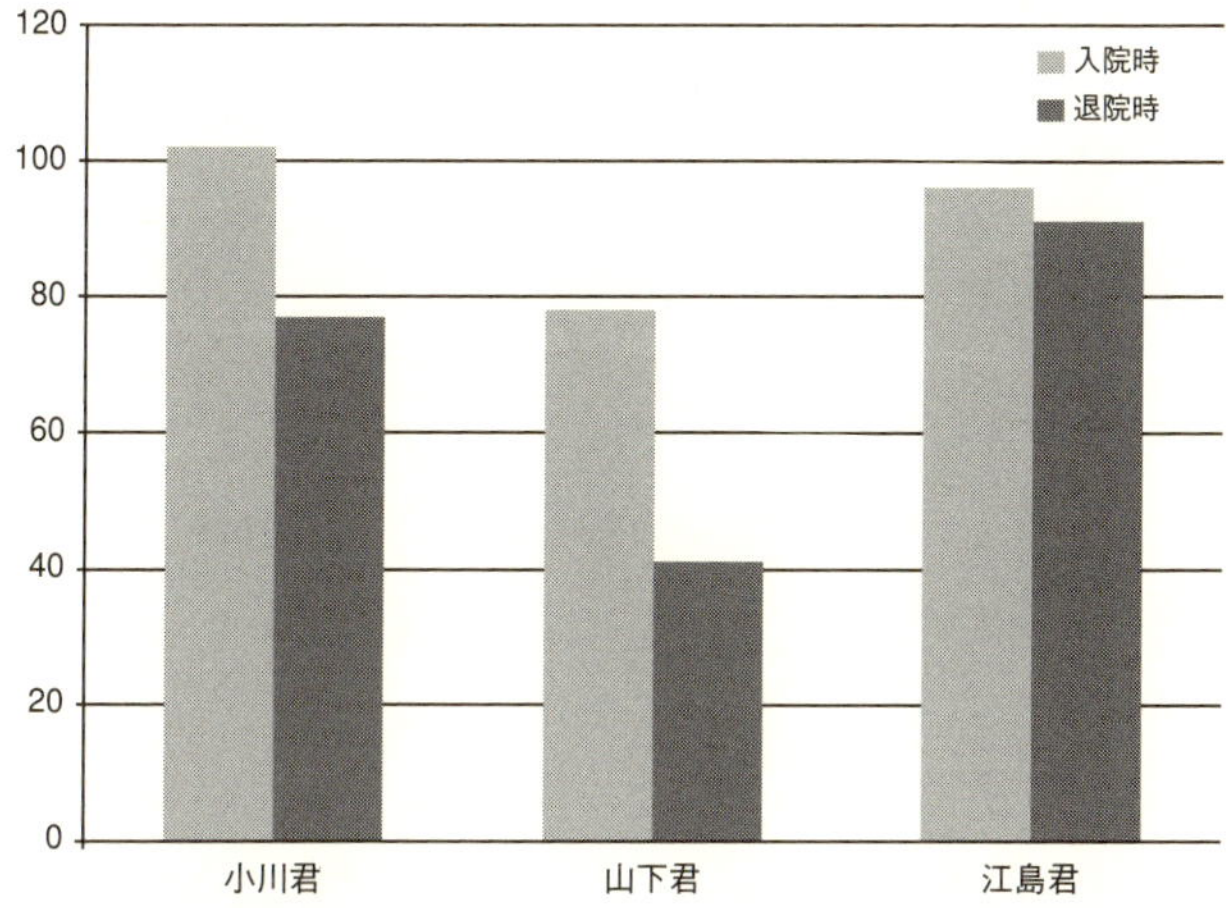

図Ⅱ-5　CAPS総得点

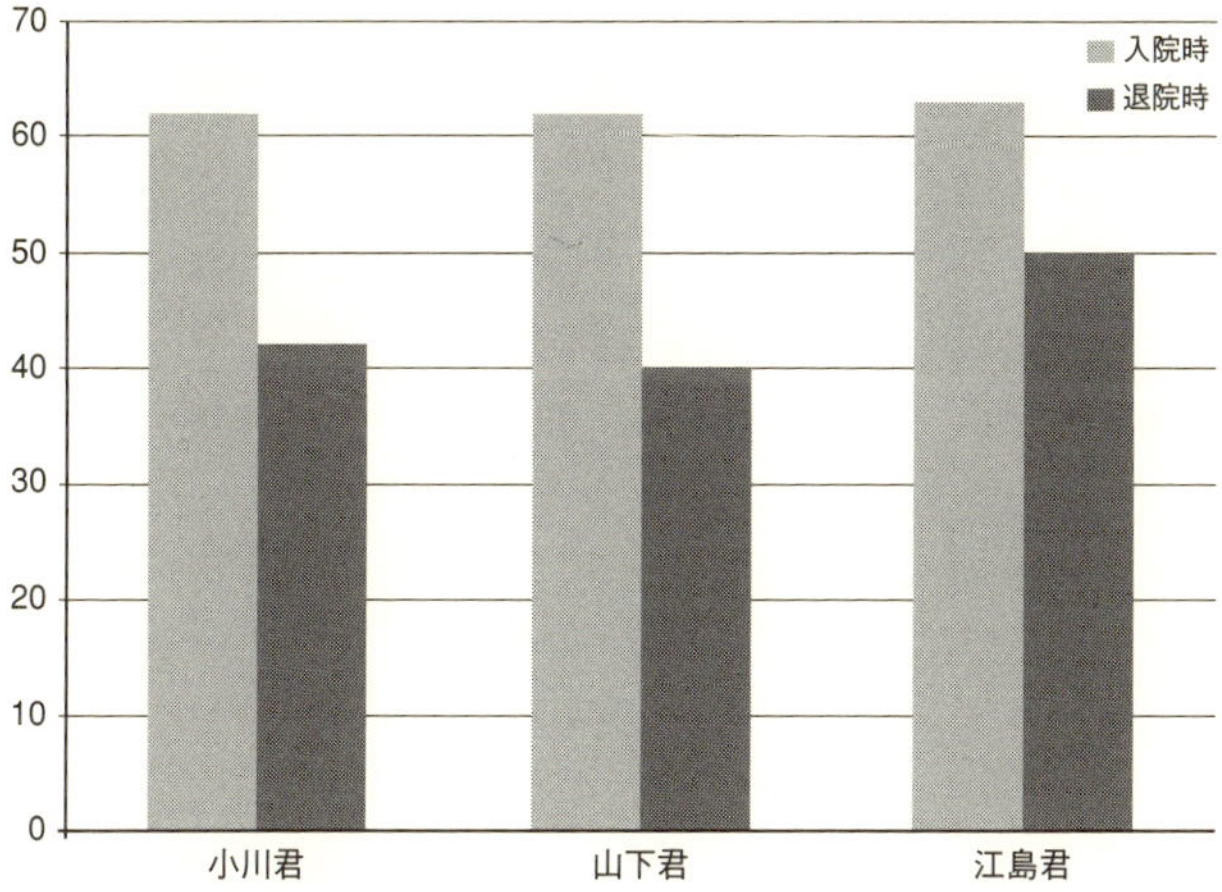

図Ⅱ-6　SDS総得点

れ得たのではないかと考えるのは、治療側としては僭越《せんえつ》だろうか。

6　終わりに

生徒らのＰＴＳＤ症状は、今回の事故にまつわるものであったことはたしかであり、一見どれも一様にみえた。しかしながら、治療の中で関わりを深くするほどに、それぞれが固有のトラウマの構造をったものであることが確認された。入院治療は、そこに言及するものであったように思う。

最後に、入院経過を本書で報告することに同意していただいた生徒のみな様に深謝するとともに、当時の担当医であった小城公宏、山本寛子、比江嶋啓至、丸岡緑里各医師、田中みとみ師長（当時）をはじめとする病棟スタッフ諸氏のご協力に感謝いたします。

注１　クリニカルパス（二二三ページ）　治療をできるだけ効率的に行うための、臨床における道筋のこと。「無駄な時間がないようにするためのツール」（伊藤弘人、二〇〇二）。

注２　薬物療法（二三九ページ）　外傷性ストレス障害は、重篤であるほど、薬物療法が不可欠となってくる。現在まで国際的なガイドラインとして、Effective Treatment for Posttraumatic Stress

Disorder（国際トラウマティックストレス学会）、Expert consensus guideline（米国精神医学会）、International Psychopharmacology Algorithm Project（ＰＴＳＤ薬物療法アルゴリズム、ＩＰＡＰ）がある。

注3　ＥＭＤＲ（Eye Movement Desensitization and Reprocessing）（二三九ページ）　眼球運動による脱感作と再処理法。一九八九年にフランシーヌ・シャピロによって発明された治療技法。左右のリズミカルな刺激（主に眼球運動）により、不快な情動—認知を処理する。作用機序は仮説の域を出ていないものの、欧米の無作為化臨床比較試験によって、ＰＴＳＤへの有効性が示されている。

◆参考文献

(1)　Ganzarain, R.: Object Relations Group Psychotherapy. International Universities Press Inc., New York, 1989.（高橋哲郎監訳『対象関係集団精神療法』岩崎学術出版社、東京、一九九六）

(2)　前田正治、丸岡隆之、寺本辰之他「えひめ丸事故が及ぼした精神的影響—帰還生徒に対する八カ月調査」『臨床精神医学』三一（増刊号）、一五八—一六四、二〇〇二

(3)　McFarlane, A. C. and Yahuda, R.: Resilience, vulnerability, and the course of posttraumatic reaction. In: (ed.), van der Kolk, B. A., McFarlane, A. C. and Weisaeth, L. W. Traumatic Stress. The Guilford Press, New York, 1996.（西澤哲訳『トラウマティック・ストレスＰＴＳＤおよびトラウマ反応の臨床と研究のすべて』誠信書房、東京、二〇〇一）

(4) 丸岡隆之、前田正治、山本寛子「心的外傷患者に対する入院治療の有用性―複雑性ＰＴＳＤ症例の治療経験から」『トラウマティック・ストレス』一、二三―二八、二〇〇三

(5) 丸岡隆之、山内今日子、前田正治他「治療導入期における入院集団精神療法―急性期治療病棟での試み―」『精神科治療学』一九（一二）、一四五三―一四六〇、二〇〇四

　生徒らの経過および考察等、多くは、丸岡隆之ら「えひめ丸沈没事故生還生徒の入院治療」『日本精神科病院協会雑誌』二六、四一―四九、二〇〇七から引用した。

第3章　トラウマからの回復と成長——生徒の言葉から——

開　浩一

「寒さにふるえた者ほど太陽を暖かく感じる。人生の悩みをくぐった者ほど生命の尊さを知る」

ホイットマン

1　はじめに

二〇〇一年二月十日、一つの事故のニュースに釘付けになった。しかし当時の私にとっては、この「えひめ丸」沈没事故は異次元の世界で起こった出来事のように思われ、まさかその後、この事故に遭った生徒の方々に関わる機会がめぐってこようとは夢にも思っていなかった。

私自身、重大な事故に遭遇して、人生のどん底に突き落とされるような体験をしたが、その出来事をきっかけに後悔しない生き方を選ぶようになった。その体験から、トラウマを蒙《こうむ》った人の中には、その体験を契機としてプラスに変容する可能性があることに関心をもつようになった。このプラス変容は、ポストトラウマチック・グロース（posttraumatic growth：PTG）という名称で概念化されており、[25][26]トラウマの新たな側面として注目を集めている。

私も、これまでトラウマ体験者の語りをうかがうなかから、このPTGに迫ろうとしてきた。最初の試みは、雲仙普賢岳噴火災害の被災者にインタビューをしたことだった。被災体験からなにか恩恵があったかどうか尋ねたところ、阪神淡路大震災などの「自然災害の被災者に目が行くようになり、惜しみない支援をするようになった」「家族を大切にするようになった」「郷土を愛する気持ちが芽生えた」などの語りがうかがえた。[8]次に、頸椎を損傷した障害者に受傷後のプラスの変化を尋ねたときも、「一日一日を大切に生きるようになった」「いろんなことに感謝するようになった」、また、「自然や季節を感じる感性が強くなった」などの語りがうかがえた。[9]

トラウマ体験者にこのようなプラス変容の語りがあることを実感し始めていた頃、久留米大学の前田医師から、PTGの視点から、えひめ丸事故に遭った生徒の調査に加わってみないかというお誘いがあった。世間に大きく報じられた事故だけに武者震いするような思いであったが、ありがたく受けることにした。

私が、生徒に面会した時期は、事故から四年の月日がたった頃であった。事前に、生徒の支援に密接に関わってこられた宇和島保健所のスタッフの方々や、生徒の診断、治療、マスコミ対応にあたってこられた前田医師と何度か打ち合わせをすることがあった。生徒を支えてこられた援助者のみなさまは、口々に事故後の戦場のように緊迫した場面の連続と、心身ともにすりへりそうになりながら対応に追われてきた日々を語っておられた。

私は、その話をうかがいながら、これから出会う生徒の方々は、事故から壮絶な日々を生き抜いてきた特別な人に違いないという勝手な想像をしていた。ところが、面接室に現れた彼らは、私の目には、ふだん大学で接している普通の若者とまったく変わりなく映った。しかし、インタビューが開始され、ひとたび事故の状況が彼らの口から語られ始めると、本当にあの事故に遭ったサバイバーであることが、ヒシと迫力をもって伝わってきた。それでも、私の中では、目の前にいる普通にみえる若者と、あの事故のサバイバーという事実との間に相当なギャップがあり、面接が始まってからしばらくの間、それを埋められずにいた。しかし、私以上に彼ら自身が、はるかに落差の大きい人生のギャップを身をもって味わってきたのではないか。この事故は、普通の若者の人生に突如降りかかったきわめて特殊な事故であった。その特殊さは常識の域をはるかに超えているために、生徒に、事故の体験からのＰＴＧがあるのか、あるとすればどのようなＰＴＧがあるのか、蓋を開けてみるまでまったく予想がつかなかった。

これは、えひめ丸事故から生還した八名の生徒が体験したＰＴＧについての報告である。しかし、言うまでもないことであるが、事故を契機とした生徒のプラス変容について報告するうえで、あの事故が決して起こってはならない出来事であったことをあらためて述べておきたい。報告に入る前に、まず、ＰＴＧについて簡単なレビューをしておきたい。

2　posttraumatic growth（PTG）の歴史的背景

危機の体験から恩恵を受ける。こうした考え方は目新しいものではなく、古来より宗教や哲学の中でも語り継がれてきた。[25]一九八〇年頃から、レイプ、[4]船舶事故、[11,30]癌、[7,24]深刻な病気をもつ乳児の母[1]などの危機に遭遇した人に、苦悩から何らかのプラスの変化があることがわかってきた。

転機が訪れたのは一九九〇年代。このプラス変容を理論化する試みと、それを測定する尺度が開発され始めた。そして、perceived benefit[13]、stress-related growth[17]などの言葉を目にするようになった。その中でも、もっとも顕著な動きをみせているのが、テデスキとカルホーンによって理論化されたposttraumatic growthである。[25,26]そして、プラスの変容（ＰＴＧ）を測定する尺度（Posttraumatic Growth Inventory：PTGI）が作成された。[25,26]このＰＴＧＩは、数カ国の言語に翻訳され、世界各地でさまざまなトラウマサバイバーにＰＴＧが確認されてきた。日本語版ＰＴＧＩ（Posttraumatic Growth Inventory-Japanese Version）は、宅ら[22]が翻訳と標準化作業を終えており、これから日本でもＰＴＧ研究の裾野が広がることを期待したい。

その後、研究の矛先は、ＰＴＧＩと次のような変数との関連を明らかにすることに向けられてきた[12]。年齢、最高学歴、性別、収入、パーソナリティ、問題への対処の仕方（コーピング）、宗教活動への参加、人や社会のサポート、認知プロセス、抑うつや不安神経症などの心理的疾患。こうした変数とＰＴＧＩの関連が研究される中で、ＰＴＧを促進する要因が次第に明らかになってきた。リンレイとジョセフ[12]は、グロースが報告されている人の特徴を次のようにまとめている。甚大なトラウマの体験をしたが、それをポジティブに解釈し、受容しようと試みる。信心深く、楽天的で、ポジティブな情緒をもっている人。

3　ＰＴＧの定義

ＰＴＧは、「人生の中で非常に困難な出来事に遭遇した人が、苦悩の体験を通して肯定的に変容すること」と定義されてある[27]。ＰＴＧの定義上に、「苦悩の体験を通して」と述べられてあるが、ＰＴＧは、トラウマの出来事が生じたから肯定的な変容が生じるのではない。トラウマの出来事はあくまで引き金にすぎず、出来事により、これまで築き上げた世界観・価値観

(assumptive world) が崩壊するところから始まる。[5][10][27] そして、苦悩の中で新しい世界観・価値観を模索し、再構築する中でプラスに変わっていく。この過程を、テデスキとカルホーン[5][25][27]は、熟考プロセス (ruminative process)、または認知プロセス (cognitive process) という名称で解説しており、ＰＴＧを促進する重要な過程と位置づけている。

ＰＴＧの名称には「トラウマ」という言葉が使われているが、ＰＴＧで取り扱うトラウマの出来事とは、アメリカ精神医学会の基準 (ＤＳＭ-Ⅳ) で定義している外傷性ストレス障害 (ＰＴＳＤ) とは異なり、これまで築いてきた世界観が揺さぶられるような出来事 (seismic event) としている。したがって、ＰＴＧ研究は、ＰＴＳＤを発症するような危機的な出来事から、癌[7][24]への罹患といった、ショッキングではあるが通常ＰＴＳＤ概念には該当しがたい出来事の対象まで幅が広い。

4　ＰＴＧの種類

このようなトラウマの出来事から実際にどのようなＰＴＧを体験するのか。テデスキとカルホーン[26]は、アメリカの大学生六〇四名を調査した結果をもとに、ＰＴＧの種類を次の五因子に分類している。

①　他者との関係性（relating to others）──トラウマの体験を通して、「人との関係が密接になる」。アフレックら[1]は、集中ケア病棟に入院している乳児をもつ母親の二〇％が、家族の絆が強くなったと報告している。また、トラウマを契機に「人への思いやりの気持ちが強くなる」、そして「人との関係に努力する」。とくに、自分と同じような出来事に直面した人への思いやり感が強くなることがある。たとえば、レイプの被害者が、同じような性的暴行に遭った被害者の支援に関心をもつようになったという報告もある。[4]

②　新たな可能性（new possibilities）──トラウマの体験から、「新たな関心事をもち」、そこに向かって「道筋を築いていく」。また、「自ら変えていこうと試みる可能性がより高くなる」ことや、「新たなチャンスが生まれる」ことがある。

③　自己の強さ（personal strength）──トラウマの出来事が起こってからも、過酷な現実に自分が試され、妥協やあきらめを余儀なくされるが、[26]もっともつらい時期を何とか生き抜く中で、その体験は自己の強さに変わっていく。たとえば、癌の体験が、強さと自信になった、[7]戦地からの帰還兵が逆境に対処する方法を会得した、という報告もある。[2]トラウマの体験を通して、自分はもろい人間だが、「思っていた以上に強い人間であることを発見する」。「自らを信頼する気持ちが強くなり」、これからどんな「困難があっても対処でき

る」と思えるようになることがある。

④　精神性的変容（spiritual change）―トラウマの出来事がきっかけとなって、「精神性（魂）や神秘的な事柄についての理解が深まったり」、「宗教的信念がより強くなる」ことがある。

⑤　命および人生に対する感謝（appreciation of life）―トラウマの出来事をきっかけに、お金を稼ぐことよりも家族を優先するなど、「人生の優先順位が変わる」ことがある。テイラーらは、癌になった女性対象者の六〇％が人生の楽しみを優先するようになったと報告した。[24] このような死に直面するような出来事に直面すると、「命の大切さ」をかみしめながら、「一日一日の生活をより大切にする」ようになる。

5　ＰＴＧに寄せられる批判と未来への展望

ＰＴＧ研究が広がりをみせる中で、批判も寄せられてきた。なかでもＰＴＧの測定方法に関する批判がよく聞かれている。たとえば、次に述べるような疑問や批判である。

○ＰＴＧはトラウマのマイナス影響を軽視している。

○マイナス変容も測定すべきだ。[3][18]

○質問紙法よりインタビューがより正確なＰＴＧを測定できる。[16]
○ＰＴＧ５因子（種類）に当てはまらない多彩なプラス変容がある。[14]
○ＰＴＧは当事者が抱くポジティブな幻想ではないか[18][23][29]、だから身近な他者からの報告も必要。[23]
○正確なＰＴＧを測定するためには、出来事以前、事中、事後と時間を追って調査が必要。[21][29]
○文化の影響を考察すべき。
○豊かで自由に選択できる社会だから「新たな可能性」が生まれ、キリスト教が浸透しているアメリカだから「精神性的変容」が生じる。[16]
○ＰＴＧがみられなかったサバイバーは恥なのか、ＰＴＧがサバイバーに与える負の影響が懸念される。[29]

このような批判を受けて、カルホーンとテデスキ[5]は、これからのＰＴＧ研究の展望を次のように示している。方法論の継続的な模索、新しい量的尺度の作成、認知プロセスとＰＴＧの関連を明確化、国や文化を超えた研究、そして、ＰＴＧ理論の臨床場面での活用も展望している。

6　船舶事故のＰＴＧ研究

ユールら[30]は、ヘラルド・オブ・フリーエンタープライズ号の事故（一八二ページ）から三年経過した生存者への調査から、半数が「人生に対する見方（view of life）がよいほうに変わった」と報告している。ジョセフら[11]は、ジュピター号沈没事故（一八三ページ）から十六カ月後、英国在住の大人の生存者三十五名に対して、ものごとに対する見解・態度の変化（change in outlook）を調査したところ、次のようなポジティブな変化がみられた。

○人生（命）の大切さを忘れないようになった。（九四％）
○人との関係を重視するようになった。（九一％）
○ほかの人を大切にするようになった。（八八％）
○人生経験を積んだような気持ちになった。（八三％）
○人や物事のありがたさを忘れないようになった。（九一％）
○日々の生活を充実させるようになった。（七一％）
○もっと（人を）理解するようになり許せるようになった。（七一％）
○一日一日をボーナスとみるようになった。（七七％）

○人を信頼するようになった。（五四％）
○人生で成功をおさめる決意を固めるようになった。（五〇％）
○死を恐れなくなった。（四四％）

7　本研究の目的

①　えひめ丸沈没事故から生還した生徒は、どのようなPTGを経験したのか。
②　なにが生徒のPTGをうながしたのか。

この疑問を明らかにするために生徒にインタビューを行った。インタビューによるアプローチの利点として、PTG5因子に限定されない自然なPTGの語りを聞くことができる。[16] また、出来事から現在までの経過をたどることができるため、[15] 生徒の経過からPTGに寄与した要因も明らかになることが期待された。

8　インタビューの方法

えひめ丸沈没事故から四年五カ月の月日が流れた二〇〇五年七月から八月。第六次メンタルヘルス調査に便乗して、生徒八名、各自にインタビューを行った。インタビューには、事故当初から元生徒の治療や支援に携わった、精神科医、保健師、臨床心理士、そして生徒にはじめて接する私が参加した。精神科医が主導をとり、趣旨を説明、そしてテープに録音する許可を得た。録音してほしくない箇所は、オフレコにすることも伝えた。インタビューでは、事故発生当時から現在までのおもな出来事（帰国、船体と遺体の引き揚げ、葬儀、ハワイでの慰霊祭、保障交渉の成立、ワドル謝罪）をふり返りながら、当時の思いを尋ねた。

そして私がＰＴＧを尋ねた。ＰＴＧを尋ねる方法には、「出来事からなにかあなた自身に変化はありましたか」とマイナスの変容を含めた変化の全般を尋ねる方法と、「何かプラスに変わったことがありますか」とＰＴＧをダイレクトに尋ねる方法がある。[19] ＰＴＧの調査方法がプラス変容に偏っているという批判があることから、[3,19] 私は、事故の体験からマイナスに変わったこと、それからプラスに変わったこと（ＰＴＧ）の双方を順番に尋ねることにした。えひめ丸事故による生徒の変化はマイナス面が大きいことが予想されることから、バランスをとったほうがいいと判断した。

インタビュー終了後、録音した語りを逐語記述し、生徒の語りからプラスに変化した言葉を抜き出し、似たような語りを一つのカテゴリーとしてまとめた。そして、語りの中から、ＰＴＧをうながした要因も探ろうと試み、ＰＴＧ理論に照らし合わせながら分析を加えた。

9 結果

(1) 家族や友人への感謝の気持ち

「家族や友に感謝し大切にするようになった」という語りはもっとも多く、生徒八名中五名が語っている。生徒の一人は事故のあとに支えてくれた家族に対して、感謝の気持ちを次のように語っていた。

「やっぱ、家族は、家族に対して、やっぱり、今まであんまり、感謝というか、そういう感じはなかったんやけど、すごい、やっぱり、助けられたと思うし。今までに思わんかった感情が……」

友人に支えられて感謝の気持ちを抱いているもう一人の元生徒も。

「事故にあってから友達を大切にするようになりましたね。それまで親身になって相談とかなかったけど、事故にあって相談に乗ろうって思いましたね」

人のサポートが、ＰＴＧを促進するうえで重要な役割を果たすとされている。[17][25] もっとも苦しいときに人から支えられる体験をすると、感謝の気持ちを抱いたり、恩返しの意味で相手を大切にしたくなるのは自然な反応であろう。この生徒たちも、家族や友人からの温かい支えがあったからこそ、「人との関係」を大切にするようになったと考えられる。

(2)　トラウマサバイバーへの関心と役に立ちたい気持ちの芽生え

トラウマ体験により、家族や友人などの身近な人に「思いやり」や「親近感」をもつだけでなく、自分と同じような体験をした人に対しても思いやりの気持ちをあらわすことがある。[25][26] 生徒の一人は、事故後まもなくＰＴＳＤを発症し、その症状に苦しめられた。その体験から、自分たちと同じようにＰＴＳＤに苦しむ事故や事件などの被害者に対して、「関心を寄せる」ようになり、また、ＰＴＳＤから回復したことで、「何か自分が役に立ちたい」と願うようになった。

「絶対自分にはこんなことは、自分が生きとっても起こらんやろうなって考えるのが普通やったと思うし。でも、自分が実際大きな事故におうて、なんかこう、テレビとか、やっぱ、ＪＲ（福知山線）の脱線事故とか、なんか、殺傷事件とか、ああいうの見よったら、なんか最近やっぱ自分がＰＴＳＤになったあとから、ＰＴＳＤいう言葉聞いたら、関心もついうのはおかしいかもしれんけど、やっぱ気になって、なんか見過ごすことができんけん、なんかこう、見入ってしまう感じがあったとか。……自分らが、やっぱ、自分らも体調悪かったんがここまでもどっとるけん、なんかこう、役立てる場があったらいいなぁとは思うし」

この語りで興味深い点は、事故以前に「自分の生涯で、絶対に大きな事故に遭うはずがない」という安全に対する認識をもっていたことである。それが実際に自分の身に起こったことで、安全観はもろくもくずれ去った。しかし、この安全観（assumptive world）の崩壊[5,8,27]こそが、他者を思いやる気持ちが生じた重要なきっかけになったようだ。

(3)　精神の病気を身近に感じ、偏見がなくなる

次の生徒も、事故からＰＴＳＤやうつの症状に悩まされた。しかし、その体験から精神の病気に「親近感」を抱くようになった。

「トラウマやうつなどの精神の病気を身近に感じられるようになり、偏見がなくなった」

生徒の中には症状が遷延し、夜眠れないことから昼夜逆転する生活になり、学校に通えなくなる人も多かった。そのようなときに、周囲の人々からＰＴＳＤを言い訳にして「甘えている」という誹謗中傷を受けたこともあったという。「偏見がなくなった」という語りは、自らがＰＴＳＤやうつになり、偏見を受ける対象になったことが関連しているのではないか。

(4)　思慮深くなる

ある生徒は、事故以前は、何か問題に直面しても、ことの成り行きに任せていたが、事故以降は、よく考えて行動するようになったという。

「前はもう、あぁ、なせば成る、みたいなそういう流れに乗ってしまえ、みたいなそういう安易的な考えやったけど、そうやなくて今自分がしよることに対してどう行動していけばいいかとか、そういうのを結構考えますね」

事故以前は、「なせば成る」でも何とか問題は解決できていた。ところが、えひめ丸沈没事故という想像を絶する事態、そしてＰＴＳＤという未知で不可解な病気に対しては、「なせば成る」という従来のやり方では手も足も出なかった。これを語った生徒も、抑うつ気分や希死念慮が出現したために、精神科病院へ入院となった。しかし、入院を決断するまでの過程で、自分なりに何とか対処しようともがいた時期もあったという。

「あとはよく人の話を聞くようになりました。……結局は精神論で思いよったのが、結局精神論じゃどうにもならんっていう、そういう理解的なものですか、そういうのも結構出てきたなぁ、いうのはありますけどね。……結局は体動かしよったら寝れるわいって思いよったものが、実際自分がなると結局は寝れなかったとかそういうので、結局は理解ができるようになったというか、冷静にみれるようになったとか、そういうのは結構ありますけどね」

この生徒にとって、何度か口にしている「精神論」が大切なキーワードになっているようだ。事故後間もない頃は、精神論で頑張れば入眠できると考え、体を動かしたがまったく睡眠できなかった。そのときにはじめて、精神論の限界に直面したと考えられる。そして、眠れる方法を探るために、人（精神科医などの専門家だと思われる）の話をすすんで聞くようになったのではないか。

テデスキとカルホーン(25)は、トラウマ以降のコントロール不能状態から状況を統制するまでの過程を、次のように説明している。トラウマ直後は、出来事が起こる以前の状態にもどれることを信じ、そこを目標に全力を尽くそうとする（プライマリー・コントロール）。ところが状況がまったく好転する見込みがないことを実感すると、自分の能力の限界に直面し、無力感と苦悩を味わう。そして、苦悩を和らげるために、コントロールできない状況に自分を適応させようとする（セカンダリー・コントロール）。

この生徒がたどってきた道のりにも、これに似たプロセスがあったように思われる。眠れるようになるために「精神論」に基づいて自分で何とか対処しようとしたところ（プライマリー・コントロール）、それが失敗に終わった。しかし、その精神論の失敗こそがＰＴＧへと向かう過程の中で重要なポイントになったと考えられる。

(5) 自己信頼感の芽生え

事故を契機に、自分が「しっかりしてきた」という生徒の語りもあった。

「あ、なんだろ、事故してなかったら、……今よりはしっかりしてないと思いますね。事故してなんか、ちょっとしっかりしたのかなって自分では、ちょっと思いますね」

これを語った生徒も、事故後、登校できなくなった。精神科に通院しながら、不眠を改善するために、昼間に長時間がむしゃらに走った。季節労働者として仕事を転々として、事故の記憶を自分なりに乗り越えようと必死だったという。「ちょっとしっかり」と控えめな表現であるが、事故に遭遇してからの苦難の道のりを歩む中で、鍛えられて自分が「しっかり」するようになったのはないか。「人間としての強さ」が培われたと考えられる。

(6) 命の大切さを実感

ジュピター号沈没事故の生存者の多くが、事故から「人生（命）の大切さを忘れないようになった」[11]。えひめ丸沈没事故から生還した元生徒も、八名中四名、半数が「命の大切さ」について語っている。

「命の大切さ、やっぱ、（人は）死ぬんやなっていうのは……」

「学んだことはやっぱ、命の尊さとか、そういうのはすっごい学んだと思う」

命の大切さは、生徒自身が命の危険にさらされるような事故に遭ったこと、そして、九名の犠牲者の死を通して考えさせられたものであろう。一般的に、私たちは日常生活の中で命の大切さを実感しながら生きているわけではない。しかし、自らが、また親しい人の死に直面するような出来事に遭遇すると、命の大切さをかみしめるようになる。生徒の場合、数カ月間の実習航海で寝食を共にしてきた同期の仲間や恩師が船とともに沈み、二度と帰らぬ人になった。つい先ほどまで元気であった人が亡くなる場面に居合わせたことは、死生観を揺さぶるには十分な衝撃であったであろう。人は誰でも死ぬことを実感として味わった。その体験から、命の尊さを学び、大切にしていくようになったと考えられる。

10　ＰＴＧを促した外的要因

生徒が語ったＰＴＧと、それをうながしたと考えられる要因について考察してきた。その要因は、おもに生徒の心の中で繰り広げられてきた内的要因であった。この、内的要因が生徒のＰＴＧに作用したのは、生徒の周囲で繰り広げられた四つの外的要因が、土台となって築かれたことが前提になったと考えている。

①　専門職の介入―精神科医、臨床心理士、保健師などの専門職が介入したことにより、継

続的なメンタルヘルス調査、心理教育、薬物療法、認知療法、ＥＭＤＲ（二五三ページ）、アクティブセラピー、自殺予防のためのクライシスインターベンション。こうした専門的支援が効を奏し、生徒の抑うつやＰＴＳＤ症状が回復したこと。

②　家族への支援―宇和島保健所が中心となって関係機関との連携強化を図りながら、メンタルヘルス調査の導入、ホットラインの開設、早期介入と個別ケア、ＰＴＳＤ理解のための住民教育、報道機関への対応などを行い、生徒だけではなく生徒家族を長期的に支え、悩みや要求に細やかに対応したこと。事故のショックは家族をも圧倒し、生徒にあらわれたＰＴＳＤ症状は家族にとっても不可解なものであった。保健所スタッフは関係機関と連携を図りながら、生徒の家族を支えた。保健所に支えられて安心した家族は生徒を支えることができたのではないか。

③　重要な出来事の終息―事故発生から（帰国、船体と遺体の引き揚げ、葬儀、ハワイでの慰霊祭、保障交渉の成立、ワドル謝罪）などの重要な出来事が終息し、過渡期から落ち着きをとりもどし、冷静に過去をふり返る余裕ができたこと。そして、事故から四年という期間が経過しつつあるなかで、生徒たちが新たな道に向けて歩みだしていたこと。

④　戦友の存在―生還した生徒たちは事故に遭った仲間を「戦友」と称し、一緒に乗り越えていこうとした。一人ではなかったことが大きな支えになったと思われる。さらに、宇和

島保健所に、戦友たちが集まれる「基地」を提供するためにデイケアを開設、キャンプや旅行などの企画を立て、戦友たちの結束を後ろから支えたこと。

11　おわりに

インタビューの場では、意外にも笑いがこぼれることがあった。生徒は、これまで治療や支援にあたってきた精神科医、臨床心理士、保健師などの支援者と、親しげに対等に話をしていた。私の目には、支援者自身も援軍として生徒とともに戦火を潜り抜けた「戦友」のように映った。テデスキとカルホーン[28]は、トラウマサバイバーのＰＴＧをうながす臨床家の立ち位置として、サバイバーと肩を並べて困難な道を歩む仲間（エキスパート・コンパニオンシップ）を提唱している。事故以降、生徒のかたわらで激戦を戦った支援者の方々は、十分にコンパニオンシップの役割を果たされたのではないだろうか。

しかし、この報告を美談で終わらせることはできない。最近の研究で、ＰＴＧと苦悩は共存し続ける関係が示唆されている[6,20,26]。ＰＴＧを経験することは、苦悩がなくなることを意味しない。今回のインタビューでは、プラスの変化と同時にマイナスの変化も尋ねている。

生徒の回答の中で顕著だったマイナスの変化は、事故以降、自分の名前が地元の人たちに知れたこと。だから「名前を出したくない」、また「宇和島にいづらい」と語った。この先も、地元で暮らすかぎり、「えひめ丸の人」という肩書きを背負うことになる。そして、マイナスの変化では当然のことながら「友達を亡くしたこと」と語った。事故で亡くなった方の中には、生前、生徒と親しい間柄であった方もいた。生徒たちは、これからも、友人を亡くした喪失感、助けることができなかった罪責感を抱えて生きることになるであろう。

　生徒には、事故を契機としたＰＴＧの語りがたしかにみられた。しかし、今も深い苦悩を胸に抱きつつ生きている。そうであるならば、生徒にとってＰＴＧとは、一体どんな意味があるというのだろうか。その答えはわからないが、はっきりいえることは、生徒にＰＴＧが経験されたことを材料に、この事故の結末をハッピーエンドにしてはならないこと。そうすることは、亡くなった被害者の尊い命を、そして生徒やご遺族の苦悩を軽んじることになるであろう。

◆参考文献

(1) Affleck, G., Tennen, H. and Gershman, K.: Cognitive adaptation to high-risk infants: The search for mastery, meaning and protection from future harm. American Journal of Mental Deficiency, 89; 653-656, 1985.

(2) Aldwin, C. M., Levenson, M. R. and Spiro III, A.: Vulnerability and resilience to combat exposure: Can stress have lifelong effects? Psychology and Aging, 9; 34-44, 1994.

(3) Aldwin, C. M. and Levenson, M. R.: Posttraumatic growth: A developmental perspective. Psychological Inquiry, 15; 19-26, 2004.

(4) Burt, M. R. and Katz, B. L.: Dimensions of recovery from rape. Journal of Interpersonal Violence, 2; 57-81, 1987.

(5) Calhoun, L. G. and Tedeschi, R. G.: The foundations of posttraumatic growth: An expanded framework. Handbook of Posttraumatic Growth. Lawrence Erlbaum Associates, Publishers, Mahwah, New Jersey, London, p.3-23, 2006.

(6) Cadell, S., Regehr, C. and Hemsworth, D.: Factor contributing to posttraumatic growth: A proposed structural equation model. American Journal of Orthopsychiatry, 73; 279-287, 2003.

(7) Collins, R. L., Taylor, S. E. and Skokan, L. A.: A better world or a shattered vision? Changes in life perspectives following victimization. Social Cognition, 8; 263-285, 1990.

(8) 開浩一「逆境から得たもの。雲仙普賢岳噴火災害から十二年を迎えて—被災地区を事例として—」『長崎ウエスレヤン大学　現代社会学部　紀要』一、二一—二九、二〇〇三

(9) 開浩一「頸髄損傷者の受傷からの成長の可能性—The Posttraumatic Growth of Quadriplegic—」『長崎ウエスレヤン大学　現代社会学部　紀要』三、三五—四五、二〇〇四

(10) Janoff-Bulman, R.: Shattered Assumptions. The Free Press, New York, 1992.

(11) Joseph, S., Williams, R. and Yule, W.: Changes in outlook following disaster: The preliminary

development of a measure to assess positive and negative responses. Journal of Traumatic Stress, 6; 271-279, 1993.

(12) Linley, P. A. and Joseph, S.: Positive change following trauma and adversity: A review. Journal of Traumatic Stress, 17; 11-21, 2004.

(13) McMillen, J. C., Smith, E. M. and Fisher, R. H.: Perceived benefit and mental health after three types of disaster. Journal of Counseling and Clinical Psychology, 65; 733-739, 1997.

(14) McMillen, J. C.: Posttraumatic growth: What's it all about? Psychological Inquiry, 15; 48-52, 2004.

(15) Nolen-Hoeksema, S. and Davis, C. G.: Theoretical and methodological in the assessment and interpersonal of posttraumatic growth. Psychological Inquiry, 15; 60-64, 2004.

(16) Pals, J. L. and McAdams, D. P.: The transformed self: A narrative understanding of posttraumatic growth. Psychological Inquiry, 15; 65-69, 2004.

(17) Park, C. L., Cohen, L. H. and Murch, R.: Assessment and prediction of stress-related growth. Journal of Personality, 64; 71-105, 1996.

(18) Park, C. L.: The notion of growth following stressful life experiences: Problems and prospects. Psychological Inquiry, 15; 69-76, 2004.

(19) Park, C. L. and Lechner, S. C.: Measurement issue in assessing growth following stressful life experiences. Handbook of Posttraumatic Growth. Lawrence Erlbaum Associates, Publishers, Mahwah, New Jersey, London, p.47-67, 2006.

(20) Salter, E. and Stallard, P.: Posttraumatic growth in child survivors of a road traffic accident. Journal of Traumatic Stress, 17; 335-340, 2004.

(21) Stanton, A. L. and Low, C. A.: Toward understanding posttraumatic growth: Commentary on Tedeschi and Calhoun. Psychological Inquiry, 15; 76-80, 2004.

(22) Taku, K., Calhoun, L. G., Tedeschi, R. G. et al.: Examining posttraumatic growth among Japanese university students. Anxiety, Stress & Coping, 20; 353-367, 2007.

(23) Taylor, S. E.: Adjustment to threatening events: A theory of cognitive adaptation. American Psychologist, 38; 1161-1173, 1983.

(24) Taylor, S. E., Lichtman, R. R. and Wood, J. V.: Attributions, beliefs in control, and adjustment to breast cancer. Journal of Personality and Social Psychology, 46; 489-502, 1984.

(25) Tedeschi, R. G. and Calhoun, L. G.: Trauma & Transformation: Growing in the Aftermath of Suffering. SAGE Publications, Thousand Oaks London New Delhi, 1995.

(26) Tedeschi, R. G. and Calhoun, L. G.: The posttraumatic growth inventory: Measuring the positive legacy of trauma. Journal of Traumatic Stress, 9; 455-471, 1996.

(27) Tedeschi, R. G. and Calhoun, L. G.: Target article: Posttraumatic growth: Conceptual foundations and empirical evidence. Psychological Inquiry, 15(1); 1-18, 2004.

(28) Tedeschi, R. G. and Calhoun, L. G.: Helping Bereaved Parents: A Clinician's Guide. Brunner-Routledge, New York and Hove, 2004.

(29) Wortman, C. B.: Posttraumatic growth: Progress and problems. Psychological Inquiry, 15; 81-90, 2004.
(30) Yule, W., Hodgkinson, P., Joseph, S. et al.: The Herald of Free Enterprise: 30 months follow up, Paper presented at the second European Conference on Traumatic Stress, Netherlands, 23-27 September 1990.

資料　宇和島中央保健所（当時）の関わりの経緯（事故発生～2002年末）

月	背景・事柄	帰還生徒(9名)・家族	帰還乗組員(17名)	行方不明者家族(遺族)	その他
2001年2月	えひめ丸事故 (2/10)	帰国 (2/13) 医療機関受診 (2/14～15) 心理相談 (2/16) 健康診断 (2/16) 家族の集い (2/22)	帰国（16名） 健康診断4名 (2/20) 県外在住乗組員 こころのケア依頼 (2/21、23) 船長帰国 (2/24)	留守家族家庭訪問 (2/17) 家族全員帰国 (2/20～22) 家庭訪問	局長、ケア体制指示 (2/15) メンタルヘルス研修会 (2/16) 水産校へ臨床心理士等を派遣 水産校職員対象の健康診断 (2/17) 知事「こころのケア体制強化」を指示 第1回連絡協議会 (2/28)
3月	終業式	帰還生徒の集い (3/5) 家族の集い (3/2、5、23)	来所面談（1名） (3/8) 家庭訪問（1名） (3/9)	ホットラインにて心身不調訴え、市立宇和島病院入院	カウンセリング研修会 (3/6～7) 24時間ホットラインの設置 (3/16) パンフレット配布 第2回連絡協議会 (3/26)
4月	始業式	第1回メンタルヘルス調査 (4/9～11) 心理教育①帰還生徒・家族 (4/23、26)	人間ドック、事前調査 (4/20、27)	家庭訪問 入院	第3回連絡協議会 (4/27)
5月		心理教育②帰還生徒 (5/10) 心理教育③帰還生徒 (5/24)	メンタルヘルス調査 (5/23～24)	家庭訪問	えひめ丸 心のケアに関する相談会 (5/19) 第4回連絡協議会 (5/30)
6月		第2回メンタルヘルス調査結果報告 医療機関健康診断 (6/28)	メンタルヘルス調査 (6/1～2) メンタルヘルス調査結果報 (6/3)	家庭訪問	第5回連絡協議会 (6/26)
7月		心理教育④家族 (7/6)	学校訪問 (7/5、9) アンケート調査	家庭訪問	第6回連絡協議会 (7/24)
8月		心理教育⑤帰還生徒キャンプ (8/9～10)	学校訪問	家庭訪問	

月	背景・事柄	帰還生徒(9名)・家族	帰還乗組員(17名)	行方不明者家族(遺族)	その他
9月	えひめ丸引き揚げ	心理教育⑥帰還生徒 (9/27)	メンタルヘルス調査結果説明および個別相談 (9/13～15) 学校訪問	家庭訪問	愛媛県「えひめ丸」沈没事故被災者等心のケアのためのPTSD研修会 (9/13) 第7回連絡協議会 (9/28)
10月	遺体発見	メンタルヘルス調査 (10/24～26)	学校訪問	えひめ丸引き揚げに伴う家族へのケアのための専門職員派遣 (10/9～11/5) 家庭訪問 (10/18～11/5)	第1回ワーキンググループ発足(10/10) 第2回ワーキンググループ (10/29)
11月			メンタルヘルス調査 (11/15～16)	家庭訪問	第3回ワーキンググループ 被災者支援のリーフレット作成・配布
12月	回収品閲覧	家族の集い (12/26)	メンタルヘルス調査 (追加) 兵庫こころのケア研究所 (2名) (12/25)	家庭訪問	第4回ワーキンググループ (12/3) 第8回連絡協議会 (12/5)
2002年1月	合同慰霊式 (1/10)	帰還生徒による献花式 (1/9) 帰還生徒および家族の集い (1/10) 心理教育⑦帰還生徒・家族 (1/11)	メンタルヘルス調査 (追加) (1/8～9) メンタルヘルス調査結果説明および個別相談 (1/30～31)	家庭訪問	第9回連絡協議会 (1/16) 第5回ワーキンググループ (1/30～31)
2月	ハワイにて、えひめ丸慰霊碑除幕式 水産高校での除幕式	「えひめ丸慰霊碑除幕式」における帰還生徒の心のケアのための専門職員の派遣 (ハワイ) (2/8～12) 「えひめ丸慰霊碑除幕式」不参加生徒家庭訪問 (2/10) 心理教育⑧ (家族) (2/21)		「えひめ丸慰霊碑除幕式」における遺族の心のケアのための専門職員の派遣 (ハワイ) (2/8～14) 家庭訪問	えひめ丸事故被災者等に対する地域ケア検討会 (2/21～22) 卒業後のケアについて (就労支援等)

月	背景・事柄	帰還生徒(9名)・家族	帰還乗組員(17名)	行方不明者家族(遺族)	その他
3月	卒業式				愛媛県地域保健研究集会 (3/14)(後述)
4月		就労のための自動車学校委託訓練事業制度を帰還生徒3名利用 (4/2〜) 水産高校主催の親の集いに参加 (4/10) 第3回メンタルヘルス調査および健康診断 (4/18〜20、22)	一部乗組員、勤務先配置転換 (4/1) 乗組員全員正規職員として雇用 (4/1)	家庭訪問	宇和島地方局保健部健康増進課「えひめ丸ケア対策班」設置 第10回連絡協議会 (4/24)
5月		第1回帰還生徒のミーティング (5/2) 第2回帰還生徒のミーティング (5/14) 講話・座談会(「PTSDの治療法」) (5/20) 個別相談・EMDR実施 (5/20〜21) 保健所でのリハビリケア開始 (5/28〜) 保健師2名視察研修(久留米大学医学部附属病院) (5/26〜28)	定期学校訪問 専門医等による個別相談 (5/22〜23)	家庭訪問	
6月	帰還乗組員2名、PTSDによる公務災害認定	保健所でのリハビリケアケース検討会および保護者心理教育 (6/21)	第1回心理教育 (6/27〜28)	家庭訪問	
7月		保健所でのリハビリケア	学校訪問 (7/29〜30)	県外遺族家庭訪問および管理保健所依頼 (7/4〜6、15〜19)	第11回連絡協議会 (7/9) 福岡県精神保健夏期講座にシンポジストとしてケア班員が出席 (7/31)

月	背景・事柄	帰還生徒(9名)・家族	帰還乗組員(17名)	行方不明者家族(遺族)	その他
8月		帰還生徒研修旅行 (8/3～5) 保健所でのリハビリケア、専門医による個別相談 (8/30)	学校訪問	家庭訪問	えひめ丸沈没事故被災者等支援のための座談会 (8/29) こころの健康づくり研修会 (8/29) 支援のためのワークショップ (8/29)
9月		保健所でのリハビリケア	第2回心理教育 (9/10～12) 県外乗組員家族訪問 (9/25～27)	家庭訪問	
10月		保健所でのリハビリケア EMDRの実施 (10/21) 心理教育 座談会 (10/22)	学校訪問 第3回心理教育 (新規採用乗組員) (10/30)	家庭訪問	第12回連絡協議会 (10/18) スタッフ研修会 (10/22)
11月		保健所でのリハビリケア 個別相談 (11/15) 保護者座談会 (11/15)	学校訪問	家庭訪問	PTSD研修会 (11/26～28)
12月	新えひめ丸竣工 (12/10) ワドル元艦長来県 (12/15)	保健所でのリハビリケア 保護者座談会 (12/11) ワドル艦長との面会 (12/15) 個別相談 (12/15)	新えひめ丸竣工式参加 (12/10) 学校訪問	家庭訪問 県外遺族の訪問およびカウンセリング (12/22)	

おわりに

えひめ丸沈没事故から、すでに七年が経つ。事故時、高校二年生だった生徒たちもすでに二十四、五歳になった。時間が経つのは早い。

えひめ丸事故被災者の状況やその支援については、すでに学会、講演会、あるいは論文等で報告していた。一向にケアが進展しない時期には、なかば愚痴か言い訳のように報告していた。当時、自分の中でも、ある種高揚した感覚と、疲弊感と、そして先が見えない不安感とがないまぜになっていた。ケアは必ずうまくいくと、地元でがんばっているスタッフの方々に言うものの、正直なところ自信を失いかけていたときもあった。

おそらく多くのスタッフがそう感じたであろうが、援助者である私たちを救ってくれたのは、ほかでもない、生徒やその家族といった当事者の人たちだった。とくに生徒たちには救われた。ヤンキーだった彼らが、私たちを受け入れてくれた。意見の対立はしばしばだったし、彼らの気持ちを十分汲んであげることはできなかった。彼らに私たちがどう映っていたかはわからない。ただ、彼らは私たちの試みに協力してくれた。感謝に堪えない。

本書では、なるべく多くの援助者を紹介したかった。にもかかわらず、紙幅の都合上紹介できなかった人が多数いる。なかでも次の方々は、ぜひ紹介しておきたい（所属や役職はすべて当時のもの）。

宇和島中央保健所の早田課長、大森課長補佐、田畑保健師、尾下保健師
寺本所長の後任であった竹之内所長
宇和島水産高校の堀田校長、勝田スクールカウンセラー
宇和島病院の渡辺三郎院長、山本ソーシャルワーカー
臨床心理士の大上律子氏、稲本絵里氏
久留米大学病院精神科病棟の野瀬医長、その他山本寛子、小城公宏、比江嶋啓至、丸岡緑里の各主治医、および田中看護師長

その他、数多くの方々が支援に参加した。前記のような専門職ばかりでなく、宇和島やハワイなど地域在住の市民からも多大な支援をいただいた。これらの方々の温かさを忘れることはできない。

また個人的には、ジャーナリストの一部の方にはさまざまな助言をいただき、一般市民の感

情などについて伺うことができた。報道の弊害が喧伝されて久しいが、メディアの協力なくしてはケアの進展が図れないこともまた事実である。そのことを教えてくれたのもこの事故であった。

そして忘れてはならないのは、弁護士をはじめ司法関係者の努力である。立場や考えの相違はあるにせよ、彼らの東奔西走の働きはまさに克目に値した。日米間の補償交渉という難題にとりくみ、そして無事交渉を終結させた。もし補償交渉が決裂していたら、まったく違う展開が待ち構えていたかもしれない。

最後に、本書をまとめることに快く同意いただいた星和書店の石澤雄司社長、また多くのご助言をいただいた岡部浩さんに心より感謝します。

二〇〇八年一月

編者を代表して

前田　正治

著　者

丸岡　隆之（まるおか たかゆき）—第Ⅱ部第2章執筆
久留米大学医学部精神神経科学教室・講師
1965年、福岡県生まれ。1991年、久留米大学医学部卒業。
専門分野：精神療法、PTSD領域
共著書：「精神科急性期治療病棟ー急性期からリハビリまで」星和書店、ほか

開　浩一（ひらき こういち）—第Ⅱ部第3章執筆
長崎ウエスレヤン大学 現代社会学部 社会福祉学科・講師
1970年、兵庫県生まれ。1995年、Schreiner College卒業（心理学専攻）。
1998年、Our lady of the Lake University修了（ソーシャルワーク専攻；修士）。
2003年久留米大学大学院・比較文化研究科・後期博士課程満期退学。
専門分野、研究テーマ：PTSD領域，Posttraumatic Growth

編著者

前田　正治（まえだ まさはる）—第Ⅰ部第1～8章執筆

久留米大学医学部精神神経科学教室・准教授

1960年、福岡県生まれ。

1984年、久留米大学医学部卒業、同年、久留米大学医学部精神神経科入局。

2007年より現職

専門分野：社会精神医学

共著書：「私の分裂病観」金剛出版、「アルコール依存症の治療」金原出版、「外傷後ストレス障害」中山書店、「心的トラウマの理解とケア」じほう、「惨事ストレスへのケア」ブレーン出版、「スキルアップ心理教育」星和書店、ほか

加藤　寛（かとう ひろし）—第Ⅱ部第1章執筆

兵庫県こころのケアセンター・副センター長・診療所長

1958年、宮崎県生まれ。1984年、神戸大学医学部卒業。医学博士。

都立墨東病院などを経て、1995年から阪神・淡路大震災の被災者支援機関「こころのケアセンター」に所属。2004年よりトラウマに関する専門機関「兵庫県こころのケアセンター」にて現職。

専門分野：精神医学、災害心理学

共著書：「災害とトラウマ」みすず書房、臨床精神医学講座第17巻「リエゾン精神医学・精神科救急医療」中山書店、「戦争ストレスと神経症」みすず書房（共訳）、ほか

生き残るということ：えひめ丸沈没事故とトラウマケア

2008年4月14日　初版第1刷発行

編著者　前田正治　加藤　寛

発行者　石澤雄司

発行所　株式会社 星和書店

東京都杉並区上高井戸1－2－5　〒168-0074

電話　03(3329)0031（営業）／03(3329)0033（編集）

FAX　03(5374)7186

http://www.seiwa-pb.co.jp

　Printed in Japan　ISBN978-4-7911-0660-8